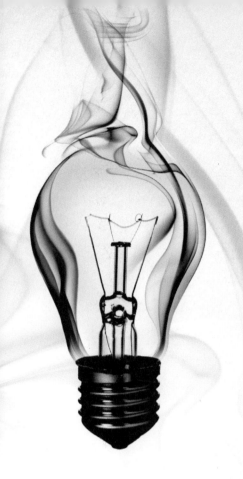

中西
會診

醫西

腦神經
衰弱

謝瀛華、楊桂雄

醫師｜合著

|中西醫會診| 系列作者群簡介

聯合策畫

楊思標　醫學博士

台灣大學醫學院暨醫院前院長、中華民國中西醫整合醫學會名譽
理事長、台灣養生保健協會理事長

林昭庚　中醫博士

中國醫藥大學教授、中華針灸醫學會理事長、中華民國聯合中醫
學會理事長

編審委員（均為各大醫院院長或專科主治醫師）

丁訓傑、毛秋芝、王俠生、王家弘、王瑞娟、王德昭
向紅丁、江仰仁、江致德、江原麟、江漢光、江漢聲
何紹彰、吳正翔、吳宜鴻、吳敏綺、李信興、李政育
李家雄、周建中、林文勝、林宗明、林庚金、林欣榮
林政道、林款帶、邵長榮、邱浩彰、邱琬婷、俞　瑾
徐三榮、徐先明、徐自菱、徐榮隆、袁　碩、高育瑤
高蔭藻、張正廣、張永康、張挽華、張閏臣、張　寬
曹玲仙、許　明、陳子勇、陳志根、陳勇利、陳建平
陳振能、陳維熊、陳響中、黃建銘、黃碧松、楊桂雄
葉秉文、廖桂聲、樊　聖、蔣慧鈞、蔡信宏、鄭丞傑
鄧學稼、盧世烽、賴正均、錢來娣、戴瑞洪、謝瀛華
歸綏琪、藍智騰、魏承生、羅東輝、譚健民、鐘文冠
（以上依姓氏筆劃數排列）

總序之一

中醫科學化、現代化，西醫人性化、自然化

　　中醫藥是跟隨中國五千年歷史發展留下來的寶貴資產，是以獨特理論為基礎的傳統醫學，深受東方人，尤其是中國人的喜愛，過去一直對維護東方人的健康扮演著重要的角色，但自西方醫學傳入中國後，中醫藥即受到莫大的挑戰，事實上，中醫是一種行之有效的經驗醫學，如果期望其繼續發展，並在現代醫學中占一席之地，就須經現代醫學的篩檢，去蕪存菁。因此，中醫藥的現代化是時代的要求，透過明確的醫療語言與模式，縮減中西醫的差距，促進中醫基礎學術的發展。

　　現代化中醫其實就是中西醫結合的醫療。西方醫學隨著生物科學的進步愈鑽愈細，不僅能夠延長生命，甚至可以創造生命；在醫療分科愈來愈細，又不斷地提供非人性化和違反自然醫療的同時，西方醫學不但無法解決人類整體的健康問題，反而製造不少醫療倫理、教育、經濟、環保的難題，所以，未來的醫療，不只是中醫要科學化、現代化，西醫也要人性化、自然化。總之，中西醫學以不同的理論體系探討人類的健康問

題，相會之初區隔分明，毫不對話，但經過近兩世紀的研究發現各有優劣，並證明各有繼續存在的價值，因此，中西醫學的結合為東西文化融合的一環，最終目的都是在解除病人的痛苦，為人類的健康造福。

　　目前，大陸地區中西醫結合醫療已有長足的進展及成就，醫院普遍提供中西醫結合醫療服務，中醫可做檢驗，可開西藥，西醫亦可開中藥，可做針灸。反觀台灣，受過正規學術訓練，由中國醫藥學院培養出來的中醫師和學士後中醫，從事中醫醫療者寥寥無幾，台灣的中醫界全由特考及格的中醫師在領導，中西醫完全對立，彼此充滿偏見關係，益感台灣亟待發展中西結合醫學，為徘徊在中西醫路口的人建立一些指引。值此之際，書泉出版社亦為增進中西醫融合，傳播中西醫正確的健康知識，用心規劃「中西醫會診系列」的出版，提供各種常見疾病完整的解讀與對策，對台灣民眾來說，是一套值得作為看診與用藥時重要的參考依據。

台灣大學醫學院暨醫院前院長

楊思標

中、西醫整合，開創新醫療模式

　　近年來，由於中醫療法及療效備受肯定，同時接受現代醫療及中醫傳統醫學治療的人相當多。但由於中西醫彼此了解不夠，常造成誤解及衝突，更使得接受治療的病人無所適從。有鑑於此，中西醫的整合治療就相當地重要。

　　「中西醫會診系列」，就是從中西醫相互了解及溝通的觀點出發。蒐集了台灣門診及住院常見病例，分別請現代西醫的專家學者，就其自身的觀點及治療模式給予疾病詳細的撰述，同時也請中國傳統醫學的學者專家對同一疾病提供中醫的思考及治療模式。本系列是在以疾病為基礎上就中西醫觀點提供完整的疾病思考模式，可以說是現今一大創舉。

　　本系列以淺顯易懂的文字，分別以中西醫觀點來說明一種疾病，可以提供一般社會大眾快速了解疾病在中醫及西醫的說法，提供民眾就醫時，更能使其對自身疾病有更深入的了解。

　　就從事醫療、護理的專業人士來說，本系列也可以提供不同領域的專業知識，了解別人的專業術語及思維模式，所謂

「知己知彼」，除了可以幫助提升自己的專業技能，更能了解別人的專業技能如何運用，進而提供就醫者更好的醫療服務品質，增加疾病的治療效果及減輕其副作用。

提供安全、完善有效的醫療服務，一直是我輩醫界人士最大的希望。何其有幸，我們正好同時擁有中國傳統醫學博大精深及現代醫學日新月異的醫療科技，但是，如何整合傳統中醫及現代醫療體系，成為一完整人性化的醫學，是一個非常重要的課題；「中西醫會診系列」正好提供我們一個良好的思維模式，讓中醫及西醫能整合起來，互相認識了解，進而開創出新的一條醫療模式，相當可喜可賀。

「中西醫會診系列」的出版，集合了兩岸中醫及西醫學者專家的專業知識及臨床經驗，相信能提供醫療工作及一般普羅大眾的醫療知識需求，也能為中西醫整合做出良好的示範。

中國醫藥大學教授

自序之一

壓力的大小，精神的把關

　　寫這本神經衰弱書，讓人覺得做人眞難，每天壓力不斷，神經線要大條，才不會怕東怕西、精神衰弱。

　　譬如說有一些人在吃驚時，都會發生悸動、頻脈、流汗等，較嚴重時，聲音還會嘶啞而講不出話來、手足抖顫、僵硬、像浮在空中似的不能行走、反射地小便出來，以後對於這時候發生的事，都記不清楚。成人較膽小的也都會有這種經驗吧！當孩童時代，走夜路就感覺後面有人在追趕，樹木和房屋都看成可怕的東西，手裡捏著一把冷汗，拔腿就狂奔回家；或是當發生火災和爆炸時，便會去搬東西、滅火，或者慌忙地逃到洞穴裡避難，這時候整個人猶如在夢中，完全不曉得自己到底做了些什麼，這些情形不知不覺中都是造成心理壓力的因素，而當事件結束之後，壓力也自然消失了。

　　有一位可憐的年輕病人，堅決拒絕醫療的幫助，因爲他深信沒有任何東西可以幫助他。當他的父母請醫生看診時，剛開始他十分忿恨，但醫生試著讓他知道他可能遭遇到的一些問

題，並表示了解他的感受，可以幫他復原，於是，在醫生離開前，他們已達成一些共識。事後患者告訴他的父母：「我真的好驚訝！醫生真的能如此清楚地描述出連我自己都表達不出的感受。」此時他才了解，他遭受的情形只是醫師們紀錄中的一種病而已。因此，他開始接受治療，同時也順利地康復了，這就是神經衰弱最典型的狀況。

對醫療抱持信任的態度有助於疾病的康復，這種心境是治療成功的基本因素。有些病人康復得很快，並非只是因為他們信任這種治療，而是醫師友善的態度帶給了他信心及安全感。

因此，一個優柔寡斷而又被不愉快情緒所困擾的病人，就好像一個旅人在陌生的地方迷了路，而暴風雨又即將呼嘯而來，此時他最需要的是跟他使用相同語言的人，指引他正確的道路以避開危險。同樣的道理，醫師可以給予焦慮或憂鬱症患者相同的指引，以解開他憂鬱的傷結，減少其神經衰弱。

對一位家庭醫師而言，門診中愈來愈常見的病人是罹患了憂鬱和沮喪，此外事業不順利、愛情不如意、學業不滿意時，也都會引起壓力，然後造成神經衰弱、焦慮和沮喪。雖然醫師們以抗憂鬱藥治療使病人恢復良好的睡眠型態，減少哭泣、降低病人的病態情緒以及改善他的抗拒行為，但病人在發病期間

的生活方式仍會受到嚴重的破壞，因此除了藥物，還需要特別
做復健的計畫，才能恢復健康快樂的生活。本書所述是腦神經
衰弱及相關必須注意的項目，能提供現代人作為參考，希望能
令您生龍活虎、不衰弱、減少壓力、生活美滿。

台北醫學大學萬芳醫學中心副院長

謝瀛華

自序之二

談中醫藥之科學化

在當前「中西結合」和「中醫藥現代化、科學化」已成爲潮流和趨勢。

在談「中西結合」之前，要溝通以取得共識，「求大同、存小異」以病人的福祉爲主軸，這才具備「中西結合」的實質意義，再從而用科學的方法研究中醫藥、分析中醫藥。「實踐是檢驗真理唯一的標準」，在實踐中證明其正確性之後，無論中醫、西醫就達到殊途同歸、異曲同工之妙了。「人類總得有所發明、有所創造、有所總結，才會進步。」嚴格說來，實驗和實踐之間，並不能畫上等號，而且還有一段差距，病理分析、實驗報告有其科學性根據與指導意義，而人體的疾病卻不一定要完全依照這些實驗報告來發生、進行而得出結論；生命的意義在於活動，活動的過程便有許多脫離實驗常規的事情發生，以疾病而言，包括意志、毅力、對藥物的適應程度、反應，乃至事實上不可抹殺的來自怪力亂神、宗教力量等方面因素存在，使某些病患的預期結果或效果令實驗者瞠目結舌、跌

破眼鏡，這些事情的發生屢見不鮮。

　　中醫藥數十年來，曾被斥爲不科學的，而隨著這些斥責仍永垂不朽的中醫藥寶庫，卻還傲然屹立、大放異彩地爲人類的健康鞠躬效勞，這不是沒有原因的。那麼，隨著時代潮流的需要，如何用科學的方法來認識中醫藥、研究中醫藥、使用中醫藥？這些就日益迫切提到中醫藥的經營者、實踐者的議事日程上來了。「實踐出眞知」，知之不如愛之、愛之不如樂之，吾人數十年來，從事並致力於中醫藥業務，窮一生精力，樂此不疲，也就是爲著堅持一個信念，理出一個頭緒，找出科學的方法，發揚中醫藥，使之爲全人類的生命健康，發出無窮盡的光和熱。

　　堅持有時是對的，有時是錯的，但無論爲何，它表達了一種自信的選擇。有人說：「西醫擅長外科手術與急性病，而治療慢性病則中醫比較好。」無可否認，現代醫學借助於現代科學儀器的檢驗，其診斷技術是中醫的望、聞、問、切這套傳統診斷技巧所難以望其項背的，但也不能因此全盤抹殺，對於許多非器質性病、慢性病而言，中醫的傳統方法，確有其實用的價值與值得尊重的經驗。這就是中西醫需要配合、結合，以達到殊途同歸的目的與意義。

　　台灣地區現在幾乎普遍使用科學中藥，所謂「科學中藥」就是用科學分析研究中藥的有效成分，把中藥材加以提煉、濃縮，目的在於降低成本，方便攜帶、服用。可以說這是隨著現代社會繁忙，公、勞保乃至全民健保的需求，應運而生的。

　　古人說：「窮則思變，變則通。」傳說有一個窮人，遇見一位神仙，神仙問他需要什麼？他說希望獲得財富，於是神仙就用點金術，把大大小小的石頭變成金塊，並問他夠不夠？他搖了搖頭，神仙問他：「你到底要多少？」他說：「我要的不是金子，而是要您告訴我『點石成金』的方法和那隻『點石成金』的手。」那麼，就讓我們懷著這樣的願望來找尋一隻點石成金的手和總結出一個點石成金的方法，運用到「中西結合」和「中醫藥科學化」這方面去，以期讓中醫藥發光發熱、大放異彩，能夠更好地為廣大的群眾服務。

　　毛澤東在青年時期的日記寫道：「與天奮鬥，其樂無窮，與地奮鬥，其樂無窮，與人奮鬥，其樂無窮」，人類除了向宇宙、太空、大自然不斷挑戰、奮鬥之外，也需要不斷向己身挑戰、奮鬥，積累經驗，尋求心靈改革、身體解脫疾病的途徑。《聖經》上說：「上帝最公平的，就是把死亡平均分配給每一個人。」人生過程皆需經歷生老病死，雖然這是不可避免的規

律，但卻可以抵抗、可以緩和，所以我們常聽見這樣的話：
「抵抗衰老、抵抗疾病、與死神搏鬥、奮戰，既然是鬥爭、戰爭就要有謀略、策略。這就是戰略、戰術，戰略是兵法，戰術是人與武器。對戰爭運動的操作是爭取勝利的具體運用，醫生指導病人、治病就像將軍作戰，『運籌帷幄之中，決勝千里之外』，所謂的戰術、戰略就是我們常用的方法。」

英國有句古老的諺語：「過去是歷史、未來是迷霧、現在是禮物。」親愛的讀者，當您回顧過去的時候不要猶豫，請勇敢邁進，不要疑慮，也不因迷霧而受蒙蔽，請讓我用謙卑、誠摯的心意，帶著美好的祝福，將畢生讀書的心得、臨床的體會及經驗作為「敝帚自珍」的禮物，虔誠地呈獻給現在的您。

楊桂雄中醫診所院長

目　錄

Part 1　西醫部分

[緒　論] **認識腦神經衰弱**

歷史與定義 5

精神官能症 6

衰弱症（asthenic neurosis） 12

[病　因] **腦神經衰弱其來有自**

長期精神疲勞 15

生活危機 15

壓力 16

性生活 16

[病　理] **腦神經衰弱有徵兆**

性格敏感 17

退縮反應 17

附帶收穫 18

驚愕時的反應探討 18

[症狀及診斷] **放鬆心情，俯仰自在**

神經衰弱的症狀　21

神經衰弱的分類　22

關於憂鬱症　24

[治療方式] **醫病配合，輕鬆治療**

治療原則　31

藥物治療　31

飲食療法　32

精神衰弱的適應療法　38

[預防保健] **充沛體力能克服腦神經衰弱**

保健要訣，甩掉神經衰弱　41

[預　後] **了解自身疾病的特質**

[診療室報告] **腦神經衰弱面面觀**

臨床Q&A　53

參考文獻　70

Part 2　中醫部分

[緒　論] **中醫對腦神經衰弱的看法**

[病理與病因] **中醫病理分析**

脳神經衰弱的中醫病理分析　　　　　　　77

脳神經衰弱的原因　　　　　　　　　　　79

脳神經衰弱的中醫病因分析　　　　　　　81

[治療方式] **腦神經衰弱的中醫療法**

人會生病的原因　　　　　　　　　　　　86

青少年時期的治療法　　　　　　　　　　87

菸酒不離者的治療法　　　　　　　　　　89

年老者的治療法　　　　　　　　　　　　92

脳部受傷的治療法　　　　　　　　　　　92

女性的治療法　　　　　　　　　　　　　93

患有其他病症者的治療法　　　　　　　　94

脳部舊患的治療法　　　　　　　　　　　96

[診療室報告] **走過腦神經衰弱**

正確診斷，對症下藥　　　　　　　　　　97

臨床Q & A　　　　　　　　　　　　　　103

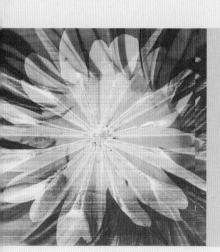

Part 1

西醫部分

緒　論

認識腦神經衰弱

　　有些人只因為心臟突然加快跳了幾下，就擔心得想要去測量脈搏，這真可說是標準患有神經衰弱症。因為「神經衰弱」這句話在我國已經流傳得相當普遍，應用的範圍又很廣泛。在這裡，我想先說明一下「神經衰弱」的意思。有些人至今仍認為「神經衰弱」（neurasthenia）即是精神官能症。實際上，神經衰弱症只是精神官能症（neurosis）其中之一種疾病而已。

　　「神經症」這個名詞，首創於十八世紀，是由一位名叫卡連的學者所命名的。最初，德國人稱之為「心因性反應」，其後美國的米巴路則以「神經衰弱」一詞來總稱這一類疾病的全部症候群。後來，在日本以「森田療法」名噪一時的森田正馬博士，又提出了「神經質」一詞，最後，以佛洛伊德為主的心理學家才將它稱為「神經症」。而凡是由於心理上的原因所導致的以精神症狀為主的疾病，都可以說是一種「神經症」。患有神經症的人，肉體上的各種異常症狀會很明顯地表現出來的

就叫做「器官神經症」，例如前面所說的「心臟神經症」即屬此類，而這些體內組織功能的變化，都只是暫時性的，很快就會恢復正常。

若是身體有很明顯的異常，而又無法很快地恢復正常時，就是屬於「心身症」。心臟神經症其實就是神經症的一種，「心室性期外收縮」則是屬於器官神經症之類。同時，我們還有一項發現：凡是愈擔心病情會惡化的人，其病症就愈容易惡化，甚至會演變成心臟神經症。

「健康就是財富」，這句話耳熟能詳，但是現代人卻除了股票、基金和黃金以外，什麼都不想談，不想去注意。 根據健康調查，在所有薪水階級的人群中，有十分之七的人會因為工作過度而感到疲勞，每四個人中就有一個患有疾病，因此，您千萬不可以疏忽自己的健康。這些處在中間職位的人，恰好是介於上司與下屬之間，所以精神上所受到的衝擊也相當大，而由此所引起的疾病也就不限於心臟病，因此就有人將它總稱為三明治病或經理病。患有這種病的人，由於對工作過分認真，就連一點點小事也都不疏忽，因此，就有人戲稱他們是「假認真」。如今，這種「三明治病」的範圍，已逐漸擴大至中下層階級的員工身上，這實在是件不能不讓人心存警惕的事。

心理上的問題也是一樣，過與不及均會造成各種病症，一般來說，因欲望不能獲得滿足會造成精神上的不適，而引起各種肉體的疾病的發生。因此，我們要知道如何來分配人類的欲望，使由欲望不能滿足所產生的不適得以減少。或許有人會說，在充滿著欲望的生活裡，生命才能顯出它的意義來。可是這畢竟只是少數樂觀者的論調，事實上人的生命有限，而欲望卻無窮，長期不能獲得滿足，必然會產生各種不良的後果，更何況如果人的欲望是如此容易滿足的話，那社會上也就不會有那麼多精神病患了！燈紅酒綠、城市的噪音、擁擠的公車、工作時的勾心鬥角、繁雜的人際關係等，像這樣對人體的欲望刺激實在是太多了，我們除了以視而不見來應付外，有定力和意志才能減少欲望。

歷史與定義

有些人至今仍認爲「神經衰弱」（neurasthenia）即精神官能症（neurosis）。實際上，神經衰弱症只是精神官能症（neurosis）中之一種疾病而已，其醫學名稱應爲「衰弱性精神官能」（asthenic neurosis）。根據精神醫學之疾病分類ICD-10

（International Statistical Classification of Diseases and Related Health Problems）將「神經衰弱」視爲精神官能症的一種，詳細的分類在本書有關診斷的章節會進一步討論。因「神經衰弱」此名稱意味著神經系統有衰弱現象，容易使人誤以爲只要讓腦子休養，滋補保養好神經，即可痊癒。而實際上，這種休養與滋補的方法無法直接解決基本和潛在的心理因素。「衰弱症」（asthenic neurosis）原名爲「神經衰弱」（neurasthenia），乃指以身體及精神疲乏爲主要症狀之心理疾病。通常病人主述記憶力差、注意力不易集中、自覺衰弱、慢性疲乏、感覺頭腦昏昏沉沉不易清醒，雖然睡得不少，仍然覺得精神不爽，在身體方面也有些症狀，覺得全身痠軟、四肢無力、腰痠背痛、頭腦脹痛、頭昏眼花、消化不良等。以下我們就先探討精神官能症（neurosis）。

精神官能症

佛洛伊德在十九世紀曾描述三大類的精神官能症：歇斯底里症、強迫症及焦慮症。二十世紀以來，有關精神官能症的診斷分類則更趨複雜，主要的改變在於診斷名稱與用語在不同國

度有不同的說法。但就臨床症狀的描述內容而言，則無多大變遷。整體來說，精神疾患大體可分為幾個部分：

1.精神病（psychosis）。

2.精神官能症（neurosis）。

3.精神生理反應（心身症；psycho-physiological disorders）。

4.性格異常（personality disorders）。

精神官能症的特點

精神官能症（neurosis）就整體比較起來，一般可說是病況比較輕的疾病之一種，是指比較輕微的精神疾病。一般是指未達到精神崩潰的程度，患者呈現焦慮不安、憂鬱不悅、緊張疑惑、恐懼等心理症狀，而且病人深受這些症狀而苦惱，欲尋求改善這些症狀。不過，基本上此症病患具有特殊的身體體質與特殊性格傾向，往往在面臨特殊的心理社會壓力後，引發內在的心理衝突而導致焦慮的發生。其特點如下：

1.主要症狀為焦慮、憂鬱和煩惱等心理症狀，但也常合併有頭痛、胃口不好、腰痠背痛等身體症狀及行為症狀。

2.一般說來，對人在社會方面之適應影響，不似精神病

（psychosis）般重要。故精神官能症可說是一種局部性精神障礙，並非全面性之障礙。

3.對外界，即現實之感覺及判斷並無大障礙，也沒有幻覺（hallucination）或妄想（delusion）等精神病症狀。

4.其人格尚能保持完整之機能，無人格崩潰之症狀，如傻笑、自言自語、衣冠不整或瘋瘋癲癲的行為等。

精神官能症歷史

　　精神官能症以前被俗稱為神經症（neurosis）。這名詞早在十八世紀即被醫學界引用。精神官能症（neurosis）這個名詞首先是由William Cullen 教授於1769年開始使用的，其原意為神經系統的一般疾病；此病被列為當時常見之四大病症之一，另外三種分別為局部病變、熱病及惡體質。當時認為是一種神經系統的毛病，比如一生氣就會手腳麻痺，一緊張就會頭痛，因而稱之為神經症。然而不久發現這種疾病是屬於一種精神機能之疾病與精神狀況——即心理因素有關，而和一般之神經系統病因腦炎、腦瘤或癲癇病等病，顯然有所不同，乃改稱為精神神經症（psycho-neurosis），即在神經症這名稱之前加以「精神」二字。但這名稱把精神與神經兩個名詞放在一起，非常容易使

人們觀念混淆不清，人們是很難單獨從此名稱來對疾病本身得
到一個清楚的概念。神經精神醫學會於是決定統一使用「精神
官能症」一詞為其中文譯名。

醫師小叮嚀

　　與重型精神疾病如精神分裂病與躁鬱病相比，有關精
神官能症的研究報告仍嫌太少，特別是現代化社會裡，其
流行率極為普遍，但是此病仍未普遍受重視。這種狀況更
是值得注意，其研究發展與診療均有待推動。

精神官能症病因

　　精神官能症的病因和其他精神病之病因一樣，醫學研究
家們還是認為此症之病因相當多元性。雖然近年腦中神經介質
（neurotransmitter）與接受器（receptor）的研究對精神疾病病
因方面提供了不少線索，但是到目前為止，尚無單一神經學說
足以解釋諸多的病因與病程變化。綜合來說，精神官能症病因
包括體質因素、生物因素、行為因素、心理因素、社會因素、
多重因素等，其說明如下。

體質因素

對於體質的相關研究，目前所知仍極有限。

生物因素

1. 強迫性個性：凡事過度追求完美、常有潔癖、今日事今日
   畢、反覆性思考或動作、十分頑固而缺乏彈性、對事物
   極執著、吝嗇、嘮叨而且無法放鬆自己或享受休閒生活
   的樂趣。
2. 神經質個性：易對芝麻小事緊張兮兮、性急、脾氣暴躁、
   操心過度。
3. 依賴性個性：無法自我肯定、缺乏自信、個性不成熟、意
   志薄弱、易受外界影響。
4. 自我炫耀個性：常利用各種行為表現來強調自己的價值、
   有強烈引人注意的意願、好虛榮、缺乏安全感。
5. 情緒化個性：情緒表現劇烈、誇張。

行為因素

除了生物因素以外，有些心理學家以行為為著眼點而認為
精神官能症乃為病態心理習慣之累積而成。

心理因素

　　一般人相信受心理因素之影響最為顯著，精神分析家相信病人在早期生活經驗中受到心理挫折或創傷，因而影響其人格之成長，在心理上留下特殊之脆弱點。如果日後遇到類似的心理挫折，即引起心理症狀而導致精神官能症。

社會因素

　　最常見的壓力來源有學業、工作壓力與家庭問題，百分之八十以上之患者，在發病時都有經驗過明顯的心理社會誘因。全台灣精神官能症之發現率隨著社會、經濟之快速現代化後，其發現率增加約達數倍之多。此現象一方面表示隨著社會快速變化，生活日益緊張，無形中增加人們心理的負擔，進而容易誘發此症。可見社會因素與此症的發生亦有密切的關係；其他社會因素尚有經濟問題、身體重病、親屬重病、人際適應問題等。

　　家庭互動及人際關係在精神官能症的成因上，扮演重要的角色，而且強迫症、憂鬱症及某些焦慮症亦具家族性，但一般還是較認為這些關係可能與父母的教養態度及親子關係有相互關係。另一方面這也表示，一般人民對心理疾患已逐漸有認

識，知道什麼是精神官能症，易於被調查發現。

多重因素

就臨床經驗而言，這類病人常見合併有上列一種或多種因素傾向。

精神官能症分類

依其臨床症狀之不同，可以分為：

1.焦慮症（anxiety neurosis）。

2.憂鬱症（depressive neurosis）。

3.歇斯底里症（hysterical neurosis）。

4.強迫症（obsessive neurosis）。

5.慮病症（hypochondrical neurosis）。

6.衰弱症（asthenic neurosis）。

衰弱症（asthenic neurosis）

此病症便是我們所討論的主題，衰弱症又名神經衰弱（neurasthenia）。早期當精神醫學尚未發達時，此病被認為是

因中樞神經系統衰弱或疲乏過度而引起的毛病，所以被命名為神經衰弱（neurasthenia）。George Miller Beard認為此症是因過分工作而引起，曾主張做休養療法，讓頭腦休養以恢復其精神。Beard之想法多多少少影響後來佛洛伊德的見解，他認為此病乃是不適當的性行為，如手淫之後疲乏而產生之疾患，曾推想由於性精力不適當之發洩，而發生某種化學毒素為其病因。到了後來，Pierre Janet才認為此病之發生與身體無關，而是因長期精神疲勞而來的，是一種精神憂鬱。

病　因

腦神經衰弱其來有自

長期精神疲勞

Pierre Janet認爲此病之發生與身體無關，而是因長期精神疲勞而來的，是一種精神憂鬱。

生活危機

精神衰弱的原因還包括生活危機，如後述這種恐怖和驚愕——當由黑暗道路回到了開著電燈的自家時，或火災和爆炸已經結束時，各種的身體症狀（悸動、流汗等）也就跟著消失了。這種症狀若一直持續到現實的危險和恐怖不復存在以後，還是沒有任何理由就發生悸動和顫抖的話，這當然就成問題了。另外是不太嚴重的恐怖，像只是看到因爲心臟麻痺而突然死亡的新聞報導和死亡啓事，便會引起上列這樣的症狀時，這

便不是普通情形可比較了。

壓力

對於目前還沒有面臨的危險、不幸，預期其會不會來襲的感覺，這些乃是屬於一種不安的壓力。像是害怕會被染上傳染病，因而不安地洗手；由於害怕會被汽車撞上的不安，而十分注意地跨越馬路；由於害怕會發生火災的不安而注意火種等，都是為了避免危險而助長的現實不安。這些都是因為日常生活的瑣事所造成的心理負擔而產生壓力。

性生活

在中國仍受佛洛伊德時代之想法，在一般民間尚保留其神經衰弱時早期觀念，認為其病之發生與性生活過多或與手淫習慣有關係，與中國原有之腎虧觀念有關。

病 理

腦神經衰弱有徵兆

性格敏感

　　神經衰弱（neurasthenia）病人，其性格敏感且易緊張，如遇能力不佳而工作成就不理想時，或與人關係不圓滿，更增加其精神上之緊張，這種過多之心理負擔，漸漸導致其身心疲乏之症狀。

退縮反應

　　其實身心疲乏症狀之發生，是一種退縮反應（withdrawal reaction），不但警告病人本身，使之覺察自己已經疲乏不堪，無法再繼續面對其心理負擔，同時讓病人獲得一種藉口，可向他人解釋其適應障礙乃是因心身衰弱之故，並非無能。

附帶收穫

　　有時疲乏狀態可以獲得他人之關心與照顧，而形成一種「附帶收穫」。因為患有此症之病人多半只注意自己身體及精神之疲乏症狀，很少訴述心情症狀，有時不被歸類於精神官能症（neurosis），而歸類於神經系統之精神生理反應（psycho-physiological disorder of nervous system）。

驚愕時的反應探討

正常及異常的界線不明確

　　驚愕時的反應方式，在日常生活上是可預防現實不安，但這究竟是正常或是異常、是現實還是病的區別，也都不甚瞭。單靠吃驚時脈搏會增加多少、汗會流多少、這種症狀會繼續幾個小時，是尚未有明確的診斷依據。

以平均承受壓力為準

　　在我們頭腦裡所描繪的標準，只不過是在我們四周的人們所有平均承受壓力大小的程度而已。所以當小孩子看到玩具熊

而吃驚，於是悸動；十分害怕黑暗而不敢一個人獨處，也不敢到外面去，倘若這些行為超出一般的壓力範圍，即是病態的反應，而造成精神官能症的發生。

因時代、場所、年齡和性別而異

正常和異常的界線，當然會因時代、場所、年齡和性別而不盡相同。在文明開化前後，認為看到四隻腳動物會和看到不清潔的事物有同樣的感覺，比如現在有的民族還是對豬肉抱有這種感覺。另外，即使和愛人接吻會發生快感，但通常卻不願意用愛人的牙刷來刷自己的牙齒。對於新生嬰兒的大小便，不會太感覺不潔的母親，但當孩子長大了以後，便不會再有這樣的感覺。歐美人對於章魚都有恐懼的感覺，可是對於日本人而言，毋寧說會發生一種滑稽的感覺。

孩子們對於黑暗、單獨一個人、鬼等，都會帶來恐懼，可是成年人則除了在夢中出現的以外，其都不會成為恐怖的對象。但成年世界的現實環境卻又會造成許多的不安及恐怖的經驗，如失敗的婚姻、半路被搶劫、挫折的事業，都是成年人的夢魘。

症狀及診斷

放鬆心情，俯仰自在

神經衰弱的症狀

　　因某種突發的心理緊張或者是長期的情緒問題而發生神經衰弱的現象。此種神經衰弱的病徵是患者有長時期的倦怠感，即使適度的休息也不能消除疲勞。但最主要的是，患者的情緒變得十分的敏感（即使輕微的聲音也會使情緒不安、憂慮、耿耿於懷），又加上倦怠感使得工作效率降低、意志難以集中。在精神疾病中所提到的心身症與移行症的混合型，較易引發神經衰弱的現象。對於情緒不寧而常發牢騷的人，並無特定之病名。此疾患之出現有相當不同的文化背景因素，可分兩類，但重疊性高。

　　第一類之主要表現在精神活動之後訴苦漸增的疲憊感，常伴隨工作表現或每天日常生活效率的提高而減低。典型的精神疲憊狀況時常以侵入不愉快且不相關的聯想、集中注意力困難

及完全無效率的思考等來描述。

　　第二類即強調在稍微活動之後，發生身體衰弱及耗竭感，伴隨肌肉疼痛及無法放鬆。

醫師小叮嚀

　　這兩類病況常會伴隨出現其他各種身體不舒服的感覺，如頭暈、緊張性頭痛及全身違和之感。擔憂心身健康狀況會持續下降、躁動不安、快樂感缺失及輕微程度的焦慮與憂鬱等都是常見的。睡眠的初期及中期常有障礙，但可能也有過度睡眠的情況。

神經衰弱的分類

　　根據精神醫學之疾病分類ICD-10（International Statistical Classification of Diseases and Related Health Problems）將神經衰弱視爲精神官能症的一種，其特徵爲因慢性壓力而造成的身體症狀如慢性疲勞倦怠、頭痛、失眠、焦慮、神經質等症狀。

疾病分類ICD-10對神經衰弱之定義

F48（疾病分類代碼）其他精神官能障礙症與F48.0神經衰弱症，其確定診斷必須符合以下各項，並包含疲憊症候群。

1. 精神活動後發生疲憊感的持續且苦惱的訴苦，或少量身體活動後造成身體虛弱及耗竭的持續且苦惱的訴苦。

2. 至少符合下述各項中之兩項。肌肉疼痛感覺、頭昏、緊張性頭痛、失眠、無法放鬆、躁動、消化不良。

3. 出現的自律神經性或憂鬱症狀不會持續嚴重到符合其特定診斷條例。

許多國家不接受神經衰弱為一普遍使用的診斷項目。過去被診斷為此者大都可歸類於憂鬱症或焦慮症的現今標準。但仍有一些個案診斷為神經衰弱症會比其他精神官能診斷來得恰當，且在某些文化之中似乎比其他文化有較多的神經衰弱個案。若使用此診斷，須先盡量排除憂鬱症及焦慮症之存在。

此症之主要表徵為病人對疲憊與衰弱會特別強調，以及對精神與身體運作效能減低的關心（對比於身體障礙症則是強調身體的訴苦與對身體疾病的先入為主觀念）。如果神經衰弱症發生在身體病患（特別是流行性感冒、病毒性肝炎或感染性單核球血球病），則後者原來的疾病診斷必須同時列入診斷之

中。不包含在內的是無力、過勞、疲憊、病毒感染後疲憊症候群、精神衰弱症。

關於憂鬱症

精神病和憂鬱症的差異

　　精神病和憂鬱症的差異，一直是人們困惑的問題。其差別乃是在於和前者的內因性精神病的不同及轉移。其中的精神分裂病和鬱病更是常會成為問題。以某種心理上的打擊為原因便突然發病，或是長期間心理的糾葛在繼續的進行時而緩慢發生，也會出現精神分裂病和鬱病的症狀。可是內因性精神病，很多會以某種心因性原因為機會而發生，這在剛開始時便可以斷定是屬於精神病。事實上也有很多這種例子，其中也有把它歸類於憂鬱症的例子。對於有這樣情形的，因人不同，而有的又可稱為分裂反應或是抑鬱反應；精神分析派的人認為是自憐精神性憂鬱症，但像這樣的例子若由整體來看時，為數並不多。本來由開始便是精神病抑或憂鬱症，至於由憂鬱症趨於嚴重而成為精神病者，原則上應該沒有。

　　另外關於兩者的轉移和界線的問題，對於專家來說，雖然

算是重要的課題，同時各有持論，可是一般人可以用不著太過重視。特別是在憂鬱症當中，有的被稱爲精神病恐怖，就是對於會不會發瘋產生強烈的不安，具有這種不安症者，不論如何嚴重，也絕對不會眞的發瘋。他們只會內射自己、自怨自艾，有自殺念頭，但絕不會傷害其他人。

憂鬱症的人格特性

憂鬱性格也常是造成精神官能症的重要一環。經常是心情特別沉重，屬於厭世方面的人，他們不論對任何事情都想得十分困難而又悲觀。對於過去所有一切都感覺後悔、沒有意思，對於將來十分害怕而又擔心，一想到未來便立刻責備自己，始終認爲自己不好、不行、沒有能力、成不了大事。這種憂鬱性格有許多類型，有的是溫和而感情脆弱、內向又無氣力的「悲哀型」，有的總是焦躁不安、對別人不幸像自己感同身受的「愁眉苦臉型」，另外還有一方面十分認眞、又對任何事都拘泥不前的「固執型」。

特別是最後介紹的固執型性格，被認爲是患鬱病者一種病前性格的特徵，這種抑鬱性格一般也是以男性爲多。這和克雷茲秋瑪所說的循環氣質的關係，曾引起種種的議論，大多數

的抑鬱性格都可以說是屬於循環氣質，但其中也有和這並不一致的。並不是以上所介紹的幾種類型的憂鬱性格，就能包括一切，實際上以純粹形式來表現的並不多，普通多半是這些摻雜在一起而成爲混合型出現。

大凡被稱爲憂鬱性格的人，都具有以上所列舉的特徵，日常生活的行動也偏於一方面，沒有柔軟性，而具有未成熟傾向。因而對於心理方面或是生理方面的重擔，其忍耐的力量較弱，容易立刻就會陷入欲求不滿的狀態，由這一意義來說，有時把憂鬱性格的人，可以稱之爲「欲求不滿的人品」。

不過，關於憂鬱症的人品，還有一項極其重要的事。不論是上面所列舉的型態和性格，其在這裡所表現的都只是現在其人品所有的特徵而已。以這種現象的記述方式，因而是有了某種症狀的人品，於是便起了個合適的名稱，是歇斯底里性格、是神經質，這樣做的話，對於其本人是毫無益處的。即使是精神分析，爲什麼患者會出現某種症狀，這並不是症狀的分析，而是爲了分析每個人的人品所必須要研究的。不管對於精神分析的想法，肯定或是否定，爲了達到治癒憂鬱症的目的，不僅是現象方面的症狀，就是對於其人品是怎樣形成的事實，也必須當成問題看。也就是說，某種症狀的人品，虛榮欲很強或是

沒有自信，不僅會出現現在的狀態，對於其人品方面、過去及現在的條件都必須盡量加以了解。

　　特別當這種時候，若檢討由幼時到現在的生活史、現在的空間立場等問題就有兩種要素，所謂前者乃是形成人品時間的縱軸，後者乃是把人品鑲到框子裡之現在空間的橫軸。把重點放在前者的是精神分析學和發展心理學的看法；若以後者爲主，所採取的乃是位相幾何學心理學立場的理論。對於實際被稱爲憂鬱症的人品，如果仔細觀察時，不僅僅其本性的因素和遺傳非常重要，並可發現形成這種人品的過去及現在的條件也極爲重要。

憂鬱症的人品分類及因子

　　所謂憂鬱症的人品分類，如果失去其眞正的意義，便有陷入只注重現實方面之形式主義的危險。因而最近在臨床方面所使用的性格測驗，也是爲了理解憂鬱症人品的輔助手段。爲了了解憂鬱的人品所必要的性格測驗有很多種，對於構成人品的各種因子，乃是由相關係數和因子分析等所導出的。像是基爾弗德所提的是十三個因子、吉提爾是十二個因子、明尼蘇達測驗的九個因子及撒斯頓的七個因子、班留達的五個因子等，

不管哪一種，都是認爲其人品爲這些因子所組成的。此外不論是盧爾夏哈測驗等這些根據投射法的測驗方法，對於現在的狀態，並沒有超越抄錄自以上的。

關於這一點和不是憂鬱症患者的「正常」人品相比，又如何呢？這當然成爲問題，但是庫爾巴認爲下列各點十分重要：

1.沒有憂鬱症的症狀。

2.不是由於心理上的糾葛而被妨害，若受到嚴重的衝擊，也不會太過猶豫，而具有決定事物的能力。

3.能夠愛任何人，勝過愛自己本身，樂於夫妻關係和父母子女的關係等，能理解別人的感情、欲望、對事物的看法等，也能適切的反應。

4.對於退化未成熟的言行欲求，幾乎都沒有，充分具有獨立心和責任感。

5.能給予人之能力，想要生產物品的意欲十分強，同時還有著接受別人好意的能力。

6.沒有自己爲中心的想法。

7.具有極爲一統的決心，同時更能使之培育得更爲高尚。

8.在性生活方面十分愉快，和結婚的對象很和睦，喜歡有責任性的工作，以及生產的活動。

9.幾乎不會自己嫌惡自己和對別人有敵意，即使多少有一
　點，也能對於建設的方向有助益。

10.在幼時也沒有異常的反應，具有柔軟的適應力。

治療方式

醫病配合，輕鬆治療

治療原則

　　首先要幫助病人了解，其所呈現之毛病均為精神疲乏所致，並非腦部或神經系統有什麼器質性變化或「衰弱」病變，只要能除去心理上的負擔，且避免枯燥無味的精神活動，即可恢復常態。接著應幫助病人去發覺引起過分心理負擔的因素為何，如何減少其緊張、不安與煩惱。假如是病人對自己過分苛求，則應參酌改變調節對自己的期望。有時其緊張和不安因素來自外來因素，則應著手改善環境因素。

藥物治療

　　如輕量鎮靜劑可減除不安與煩惱之症狀，而注意適當的休息與娛樂的調劑，亦可間接的幫助病情之改善。

飲食療法

　　很多醫學研究都不約而同建議人們應該盡量攝取富含營養的食品，特別是如維生素C、維生素E、胡蘿蔔素等養分，應該大量攝取才是。由於美國食品檢驗局所訂定的標準只不過是為防止營養不良而訂定，因此我們不能依這項標準來攝取應有的養分。許多人服用富含多種維生素及礦物質的補品，以便維持體內的基本營養。

　　至目前為止，我們已知共有十三種不同的維生素，每種都各有不同的功能。這些維生素又可分為，脂溶性維生素（如：維生素A、D、E、及維生素K等）及水溶性維生素（如：維生素B及維生素C等）兩大類。維生素會和身體內的酵素一起參與體內的化學反應，使身體產生某些功能，例如：使身體產生能量等。此外，維生素也能和酵素一起合作，以便加速切斷分子及分子間的化學鍵。

　　至於對維持身體健康非常重要的礦物質，則有二十二種之多。這些礦物質就和維生素一樣，可以和體內的酵素一起作用。此外，礦物質也可以幫助骨骼和血液的正常發育，並使體內細胞維持正常的功能。

腦神經衰弱相關營養素表

	維生素	礦物質	
	C	鎂	鐵
作　用	• 製造膠原質 • 增強免疫功能 • 身體承受壓力時，腎臟會加速代謝維生素C	• 激化酵素反應 • 平衡電解質	• 製造血紅素 • 增加抵抗力 • 參與酵素活動
缺乏症	• 牙床出血 • 瘀血情況嚴重 • 歇斯底里症 • 憂鬱症	• 心智混亂 • 易怒 • 虛弱 • 失眠 • 無法承受壓力	• 貧血 • 極度疲倦

維生素C

　　維生素C的主要功能是製造膠原質，而膠原質正是身體蛋白質的主要成分。膠原質可以把身體的各部分連接起來（如組織、軟骨及肌腱間的連接），因此是身體非常重要的元素。此外，對於受傷組織的重建、牙床的健康及防治瘀傷而言，維生

素C也扮演了非常重要的角色。維生素C缺乏的典型症狀包括牙床出血、傷口不容易癒合以及瘀血情況過度嚴重。此外，容易受到病菌感染、歇斯底里症及憂鬱症等也是維生素C缺乏的典型症狀。

除了在膠原狀物質上所扮演的角色之外，維生素C也在免疫系統功能的維持、神經傳導物質的製造及其他維生素的吸收與利用上扮演了非常重要的角色。很多研究都指出維生素C在增強神經和免疫系統功能上所扮演的重要角色，特別是在防止感冒及治療感冒上，維生素C更是具有神奇的功效。雖然許多研究都指出了維生素C的功效，然而醫學界對維生素C的功效卻仍存有爭議。從生物的化學角度而言，維生素C的確在免疫系統的機制上扮演了非常重要的角色。白血球（尤其是淋巴結）所大量吸收的維生素C，會在身體受病菌感染時迅速耗盡，如果此時不及時補充維生素C，則患者就會馬上出現維生素C缺乏的症狀。

在身體承受情緒、心理或生理的壓力之情況下，腎臟對維生素C的排泄量亦有增加的現象。這個現象指出，在身體承受壓力時，維生素C的攝取亦應相對增加。例如，當身體處於煙霧、汙染物及過敏原的環境中時，我們便應增加維生素C的攝取。在身體承受壓力時，醫師們常會建議患者應多攝取富含維生素C的

食物。除此之外，身體受病菌感染、白內障、膽固醇過高、高血壓、糖尿病及肝炎患者，也應多攝取維生素C。

鎂

　　鎂對於精神衰弱的患者而言，是除了鉀之外第二種非常重要的礦物質。大約有百分之六十的鎂是存在於骨骼內，百分之二十是存在於肌肉內，至於其他的鎂則存在於軟體組織和體液中。鎂的主要功能在於激化酵素的反應。和鉀以及其他礦物質一樣，鎂也和細胞內的電解質平衡有關。除此之外，在能量的製造、蛋白質的製造及細胞的增生上，鎂也扮演了非常重要的角色。

　　鎂的缺乏會引起很多症狀，如：心智混亂、易怒、虛弱、心臟方面的問題，以及神經傳導及肌肉收縮上的問題。除此之外，鎂的嚴重缺乏也會引起肌肉痙攣、食慾減退、失眠及無法承受壓力等症狀。

🔌 生活小常識

　　美國藥物食品檢驗局建議，成年男性每日應攝取三百五十毫克的鎂，至於成年的女性則每日應攝取三百毫克的鎂。對於懷孕的婦女，則每日最多可攝取四百五十毫克的鎂。營養專家則認為，理想的鎂攝取量應依據個人的體重而定（一公斤服用六毫克的鎂）。因此，對於一個體重一百一十磅的人而言，每日理想的鎂攝取量是為三百毫克；然而對於體重一百五十四磅的人而言，每日理想的鎂攝取量是為四百二十毫克；至於體重兩百磅的人，其每日理想的鎂攝取量則為五百四十毫克。

　　在美國，健康的成年人每日的鎂攝取平均量，是介於一百四十三至兩百六十六毫克之間。這顯然大大低於美國藥物檢驗局所建議的攝取量。美國人鎂攝取不足的主要原因在於食物種類太少。由於鎂是大量存在於以完整狀態存在的食物中，因此大部分營養專家都假定我們的飲食中已含有足夠的鎂。然而大部分美國人卻都不使用以完整狀態存在的自然食物，而是

大量食用經加工過的食物。由於食物的加工過程會大大減損食物所含有的鎂，因此，大部分美國人都有鎂攝取不足的現象。如此一來，美國人就容易罹患各種不同的疾病，如：心臟病、高血壓、腎臟病、癌症、失眠以及月經痙攣等。

　　鎂的最佳來源為豆腐、豆類、種子、堅果、完整的穀物以及綠色蔬菜等。至於肉類、魚類、乳類和其他日常食用的水果，其所含有的鎂則甚為稀少。

鐵

　　鐵質缺乏也是導致精神衰弱的常見元兇。鐵質極度缺乏的結果，常會導致貧血，並使得血液中缺乏紅血球或使得紅血球中缺乏含鐵的部分。貧血的症狀（例如：極度的疲勞、手腳冰冷等）不僅反映出氧氣無法輸送至體內組織，而且也反映出體內組織中的二氧化碳無法為血液所輸送出來。這正反映出血紅素中鐵質所扮演的重要角色。紅血球藉由血紅素幫助，把肺臟中的氧氣傳送至體內組織，並把體內組織中的二氧化碳傳送至肺臟中。

　　值得注意的是，貧血已經是鐵質缺乏症的末期症狀。很多研究指出，即使是因鐵質缺乏而導致的輕微貧血，也能使患者

疲勞不已，無法從事日常的勞動。然而，因鐵質缺乏而引起的疲勞卻不是因貧血而起，因為在貧血症狀出現之前，體內許多需藉由鐵質才能作用的酵素早已無法活動，因而無法製造出身體所需的能量了。

鐵質的補充十分重要，要維持體內鐵質就需要時時補充鐵質。牛的肝臟是最好的鐵質來源，因此常為人們視為最好的鐵質補充來源，牛的肝臟不僅富含鐵質，而且也富含能促進紅血球生長的有益成分。市面上所販售的許多牛肝萃取液既富含鐵質，而且所含的熱量及脂肪也非常低，其效果就和直接攝取肝臟和肉類食物一樣。如果您有鐵質缺乏的問題，則可以在食用肉類食物之外，另外再服用含有肝臟萃取液的藥丸，以便補充體內所需的鐵質。

精神衰弱的適應療法

所謂「適應」，一般被解釋為適合自己所處的環境，並能滿足自己欲望要求的消極意義，但是真正的適應是必須具有為了滿足自己的欲望要求，而要改變環境的積極面才可以。根據這種意義，適應的失敗者，便認定是異常。也就是說，對於在

交通事故較多的道路，害怕汽車；在火災較多的季節，注意火種；由於不潔感而洗手等，只要是屬於爲了適應的行動，都可以視爲正常的現實不安。

但是所謂「適應」這個名詞，由於具有非常廣的意義，所以當成爲社會方面的行動，有很多是極度難以決定的情形。只從心理方面的標準來看，打著紅旗參加示威運動，以及志願自衛隊而穿著軍服，就不易了解哪方面是適應行動了。事實上在第二次世界大戰日本戰敗的當時，有在前線勇敢而膽量大的，也有脫卸職責，離開危機的，當然膽小鬼也有因疾病發作而獲救者。

總而言之，因爲是以壓力的大小所引起的精神症狀來辨別問題爲目的，所以只有對於脫離現實適應所帶來的恐怖和不安範圍是正常的，而過度沒有理由的恐怖和不安所引起身心症狀的，便稱爲精神憂鬱症。

預防保健

充沛體力能克服腦神經衰弱

保健要訣，甩掉神經衰弱

先為忙碌的一天暖暖身

　　每天早晨多給自己十五分鐘，您就不會因匆忙而感到緊張、倦怠地展開一天的生活。

吃三件式早餐

　　一份營養的早餐應包含三要素：碳水化合物（醣類）、蛋白質及脂肪。當然，您不希望在早餐裡添加脂肪，您將在您攝取的蛋白質中獲得大量的脂肪（能量的貯存形式）。

　　早餐麥片（複合式碳水化合物）加牛奶（蛋白質來源）可以使您的一天有個美好的開始，全麥吐司也是不錯的選擇。您也可考慮低脂酸乳酪或一小片雞肉或魚肉，作為蛋白質來源。

　　但是不要吃超甜的食物作為早餐，因其中含許多糖，可能

41

過度激活胰島素使血糖驟降，這會使您精神緊張，坐立難安。

量力而為

　　您若未衡量體力而行事，很可能會累垮而無法完成目標。每天早晨花點時間設定當天目標，決定您真正想做的事；勿讓例行公事綁住您。

面對問題

　　如果您有工作上的問題或家庭糾紛，您必須勇於解決它們而非一味的逃避。如果您無法解決您的問題，告訴自己：「至少渡假去吧！」暫時甩開您的壓力或煩惱。

關掉電視

　　「看電視」是個著名的催眠術，不妨以閱讀取代看電視，看書使人比較有活力。

規律而有節制地運動

　　運動確實給予您能量。許多研究支持此論點，包括一項美國太空總署（NASA）的研究。有兩百位職員進行適度的定期運

動計畫，結果顯示，百分之九十的受試者皆說他們從未感到如
此舒暢，近百分之五十的人說他們感到較不緊張，將近三分之
一的人則說他們睡得較安穩。

快步走路就足夠了，每週三至五次，一次兩百分鐘，且最
遲不在睡前兩小時內運動。

但是運動別忘了節制性而且持續性的運動，您若不聽從身
體的訊息，可能導致運動過度，反而產生反效果。誠然，持之
以恆地運動才能真正有益身心，且不論您在早晨、午飯時間或
黃昏做運動，勿將所有的運動時間集中在一個時間內。工作期
間，至少每數小時應起身走動一下活動筋骨。

這類短暫的運動花樣特多，主管可在私人辦公室踩固定式
腳踏車、醫護人員可以跑跑醫院內的階梯、研究人員可以坐在
椅子上舉啞鈴等等。

一次解決一件事

許多時候，人們感到疲倦是因為他們認為事情那麼多，故
列一張表，將事情優先順序排好，然後一一完成。

服用綜合維他命

　　如果您因為錯失一餐、節食，或飲食不正常而感到不安，不妨每天服用一錠綜合維他命及礦物質補充品。營養不良可能引起疲勞，補充品可以補救缺乏的營養素，但別期待任何維他命能立刻賜予您能量。

　　別以為疲勞時多服用維他命就可以舒服些，只有飲食正常才能幫助您恢復體力。

調整生理時鐘

　　我們體內的生物時鐘會調整一天裡的血壓及體溫變化。這個化學作用使我們的身心經歷起伏變化——從警戒狀況（頭腦清醒時）到身心俱疲。

　　但為何有些人的身心最佳狀態總是不對時機？例如在深夜精神百倍。有時候，人們可能連生理時鐘被自己改變了都還未察覺。建議您調整作息，盡可能使體內的生理節奏恢復正常。您只需早點起床或晚點起床（例如十五分鐘），一直調整到您感覺舒適為止。

戒菸

　　醫生總是鼓勵人們戒菸，理由很多，包括抽菸阻礙氧氣輸送到各組織。結果便是產生疲勞。當您剛開始戒菸時，不要期待體能立刻復甦。菸裡的尼古丁（菸鹼）是一種興奮劑，戒菸可能引起暫時的疲勞。

學會說「不」

　　學習適時拒絕別人。當您手邊任務繁忙時，應該試著婉拒其他的委託。

減肥

　　如果您體重過重（假使您需要減輕百分之二十的體重），則減肥將有很大的幫助。最好是從飲食及運動雙管齊下。迅速減肥不健康，而且將會使您疲倦。

少點睡覺

　　睡覺過多容易使您整天昏昏欲睡。大多數人每晚睡眠時間為六至八小時就足夠。

勿開夜車

熬夜到凌晨二點，又在清晨五點起床，將會使您體力透支。故千萬不要犧牲應有的睡眠時間。

小睡片刻

並非每個人都需要小睡片刻，但這對年紀較大又睡不安穩的人有幫助。工作繁忙且睡眠不足的年輕人，可能也需要小睡一會兒。如果您需要小睡，最好每天固定在同一時間，且不超過一小時。

深呼吸

根據醫生及運動員指出，深呼吸是同時能放鬆身心又能增加體力的最佳方式之一。

限制酒精用量

酒精是一種鎮靜劑，它會使您平靜下來，而不是使您生氣蓬勃。每天最多喝一杯，或甚至都不喝。

將午餐當作一天的主餐

　　清淡的午餐可以避免午後工作無精打采、昏昏欲睡。湯、沙拉及水果是清淡又營養的午餐,假使無法滿足您,建議不妨乾脆將午餐當作一天中最大的一餐來吃,然後步行二十分鐘。提早攝取一天活動所需的熱量,將提供使您振作精神所需的燃料。但您需要謹慎挑選燃料的種類,例如醣類(碳水化合物)是快速提供能量的燃料;脂肪則燃燒得較慢,使您動作較慢。

彩繪您的世界

　　住在晦暗的屋裡,將容易感到疲倦。建議讓屋子內來點陽光及色彩。若干研究顯示,五彩繽紛的環境會使人精神振奮、體力充沛。例如,紅色有短暫的高能激活作用,而綠色則有益於長期地維持注意力及排除分心。

聽音樂

　　音樂有提神和放鬆緊張情緒的作用,可減輕躁鬱、緊張不安的心情。

設定目標

有些人總需要有個期限，以督促自己前進。如果您是屬於這種人，不妨給自己設定短期及長期目標的完成日，以利工作進行。

喝水

當您將在豔陽下活動的前一天，先攝取大量的水分，並在活動過程中繼續補充水分，這可防止虛脫，以免引起疲勞。在身體需要水分以前就開始補充水分，才是上策。

檢視您所用的藥物

您真的需要服用那些成藥嗎？如果您並非真的需要，則您將驚訝不吃藥或減低劑量以後，將有多大的改變，例如：安眠藥常有後遺症的麻煩，降血壓藥物及止咳藥、感冒藥也有同樣的問題。您若懷疑某種藥物使您疲勞、損失體力，應與醫師討論。他或許可以換另一種藥給您，或甚至不需再服用任何藥。但千萬勿未經醫師許可，擅自停止用藥。

沖涼澡

　　沖涼有助於恢復體力。淋浴時，類似瀑布的水流會散發陰離子於空氣中，圍繞著您的身體。陰離子據說會使某些人感到較快樂及較有活力。

感覺舒服的沐浴法

　　無可否認按摩、渦流浴及蒸氣浴的樂趣。很難以科學方式研究這些方法是否能消除疲勞，但有些人堅信不移。其實只要他們覺得舒服，就做吧！

改變習慣

　　有時候，疲勞可能由於生活一成不變所致。如果是這種情況，即使最簡單的改變，也能有所幫助。您若習慣一早起來就看報紙，不如改讀一些有啓發性的東西。假使您習慣在星期一晚餐吃魚，下星期一換吃雞。假使您每天以跑步作爲運動，可以穿插幾天騎腳踏車。

節制咖啡因用量

　　早餐喝杯咖啡可以提神，但飲用過多咖啡就像任何東西使

用過量一樣都不好，一整天都用咖啡提神，可能遭致反效果。咖啡因像個魔術師，它會使您似乎感到較有活力，但其實不然。建議至少需減少咖啡因的用量，以避免體力時旺時衰的效應。如果有人需要增強體力，並不鼓勵使用咖啡。

預　後

了解自身疾病的特質

　　「神經衰弱」這個名詞，對於歐美的醫學界來說，很少
單獨存在於醫師的診斷當中，若要找一個最接近的醫學症狀描
述，那非慢性疲倦莫屬了，僅僅指缺乏活力及動力、無法集中
精神，和很容易疲倦的現象；神經衰弱常常併有憂鬱、焦慮心
理狀態和腦器質性退化的情形，也常見於精神分裂的病人。此
種疾病狀況不適合只單單做心理治療，而應積極去尋找背後的
原因。

　　但一般國內民眾所俗稱的「神經衰弱」，則稍不同於前述
的看法。除了容易疲倦和無法集中精神外，還包括了由於長期
的慢性緊張不安，影響到自主神經系統，而在身體上表現出各
樣的症狀。其中在心臟血管系統方面，如心悸、胸悶、心跳不
規律等症狀；在呼吸系統方面，如氣喘和呼吸困難等；在腸胃
系統方面，如腹脹、消化不良、食慾不振等感覺；在泌尿系統
方面，如尿液白濁和易有無菌性頻尿等；在生殖系統方面的症

狀，如陽萎、早洩等；在肌肉骨骼系統方面的症狀，如痠痛無力感；以及其他如緊張、血管收縮所致的頭昏眼花，和各種恐懼、失眠的現象等。

所以在臨床上神經衰弱的患者，整體而言單純只有心理上痛苦的並不多；百分之九十五以上「神經衰弱」的患者，都有生理上的疾病原因，而心理上的憂愁多為附帶的現象；當生理上的痛苦獲得解決後，心理上的憂愁也就自然消失。只有很少數的病人由於個性和心態上的不良習慣，對生理上的病痛誇大其詞，甚至裝模作樣，而難以讓別人相信其是否真有生理上的痛苦。

神經衰弱患者中，某些是和心理及社會的適應較有關聯，但是病患的不舒服，還是可以據此檢查出身體或器官上的毛病，患者有病識感會主動求醫，而其經驗和想法沒有和現實脫節或混淆，通常仍在社會所能接受的範圍內，並可維持相當程度的家庭生活與社會生活，其個性、人格與病前比較無太大之改變。

總之，神經衰弱的患者，最重要的還是和醫師保持合作、信任的關係，透過與醫師的充分對談，了解自己神經衰弱症的性質、發生原因、治療方針後，才能有效達到身心健康的恢復，許自己一個美好的未來。

　診療室報告

腦神經衰弱面面觀

臨床Q＆A

Q 神經衰弱症會不會導致免疫力下降？因為自從醫生告訴我是
得了腦神經衰弱症後，我一年有三分之二的時間在感冒。

　　起初就診時，覺得一開始是心理影響了生理，但現在卻是生
理影響了心理，也就是說除了工作壓力以外我不覺得心理上
有什麼特別的問題，但是常常是在我心理狀況良好的情況
下，生理感到不舒服，實在叫人洩氣，因為在心理上的調適
我已經進步很多了，但病情卻好像一直沒有突破性的進步，
醫師說是因為我的感冒關係，所以神經系統更會受到影響。
難道是這樣嗎？

A 人的心理與身體是一體的兩面，兩者是不可輕易分割的。精
神及心理上的狀態不佳，會引起免疫力降低；反之，身體狀
態不佳時，心情也容易受影響，您的情況也是如此。身體上

的症狀和精神上的不安，常會交替影響，愈擔心生理上的疾病，反而會使神經衰弱症狀更加惡化。所以仔細聆聽醫生的說明，正確地了解自己的神經症狀，是治療神經衰弱的第一步驟。

至於神經衰弱症並不是絕症，也沒有所謂不可能痊癒的說法。每一個人的狀況不同，治療的方式也不盡相同，除了藥物治療身體的不適外，有時也需配合心理治療。最重要的是要去接受自己的狀況，不要排斥它，畢竟神經衰弱症的治療本來就需花費時間，每一個人的狀況不同，需要的時間也不一定相同。

Q 我只是有一困擾許久的問題想要請教，那就是身心症和心身症究竟有何不同？

A 您的問題是有關身心症與心身症的差異。其實這兩者都是源自英文Psychosomatic disorder，其意思是指因精神上的因素而導致身體上出現問題，比如因為精神受刺激而引起氣喘發作，所以依字面上的意義應以心身症為較正確，而目前精神科的專書也大多翻譯為心身症，希望這樣的解釋您會滿意。

Q 我經常抱怨身體不舒服，但醫師檢查又無毛病，尤其當家人若打算出遠門，我立即有身體不舒服的反應，藉生病掩蓋內心之焦躁與不安。雖然如此，但我不願去看精神科醫師，到底該如何是好？

A 您的症狀在有壓力或情緒上有干擾時較嚴重，而目前是否已達到神經衰弱症，由所述實無法下一確定診斷，不過以身體症狀來呈現也是神經衰弱症的一種型態。但不論是神經衰弱症或是心身症，目前治療皆應放在身體症狀的改善，並使用神經衰弱症之藥物，如能再加上與醫師之會談，治療效果更佳。若是不願至精神科就診，可先與家醫科醫師討論您的病情，相信會有您需要的答案。

Q 以前偶爾就會有頭暈、噁心的感覺，但是還不致影響日常生活。但兩年半前和女朋友在餐廳吃午飯，突然一陣嚴重的頭暈、噁心，整個人好像快死掉一樣。從此整天都覺得頭暈、噁心、疲倦，整個人沒什麼活力，幾乎什麼事都提不起勁。兩個禮拜後氣胸發作，在醫院開刀，住院兩個禮拜期間精神狀況都很好。但出院後那些症狀又出現了，看了許多醫生也經歷住院，可是都沒什麼用。而且症狀時好時壞，通常早上

很不舒服，一直到傍晚後才稍好，睡覺會一直作夢，偶爾會失眠，畢業後一直待在家裡，最近連出門都會很不舒服，不敢獨自搭車或飛機，而悶在家裡又很難過。然而最痛苦的是不知道自己到底怎麼了，是身體有病還是心裡有病？（另外，我的關節每隔一陣子會紅熱腫痛，大都在手腳，但是不吃藥過一陣子也會自動消失）

A 應先到大醫院的免疫風濕科檢查「關節每隔一陣子會紅熱腫痛」的問題，然後找一位固定的精神科醫師，有耐心地讓醫師在藥物的幫忙下，幫您解決這個除了自體免疫的毛病之外可能存在的焦慮與神經衰弱的問題。

Q 我的小孩已五個月大，自出生後白天託褓母照顧，晚上則自己帶。最近我時常頭暈、小腿時腫時消、體力甚差，至家醫科就診，抽血檢查無異常，我該怎麼辦？

A 您的小孩目前五個月大，可能晚上還須多次起床來照顧他，對於對家庭新成員加入，不知道您在心情、體力乃至經濟上的準備與調適做得如何？您的工作似乎較繁忙，加上照顧新生兒的體力與心情負荷，可能對您造成某種程度的壓力，會造成焦慮、憂慮及生理功能上的影響，這種情形在很多有新

生兒的家庭並不少見，有可能隨著新生兒成長，自己也逐漸調適過來而壓力減輕，但若症狀持續或加重，嚴重影響到您的心情或工作能力，還是應就診精神科來得到幫助。

Q 我太太自從上班工作以來，腸胃一直不好，每日拉肚子多回，腹部不時都會發出咕嚕咕嚕聲，持續至今也有數年，多年來看過許多醫生，亦無轉機。有些醫生推測此現象可能為躁腸症（Irritible bowel syndrome），主要的原因是和精神上的壓力有關，請問該怎麼辦？

A 建議可以與太太多花些時間談談工作上的喜怒哀樂，讓她有抒發壓力與得到支持的機會，另外多安排休閒活動，或是改變生活節奏，調整工作的型態，學習自我放鬆的方法。如果症狀持續嚴重的話，建議尋求精神科治療，可給予較客觀之分析與建議，或可安排生理回饋放鬆治療或佐以藥物治療，達到較有效之改善。

Q 晚上怎麼樣都睡不著，腦中有好多東西，跟大家說我的狀況，他們都只說是失眠，但我覺得太可怕了，而且我又是學生，若說是煩惱，一個學生能有多大煩惱？功課我不擔心，

也都能好好做完，不是課業問題，也沒有情感或家庭的問題，到底是怎麼了呢？

A 一般而言神經衰弱有時也會造成失眠，而失眠通常與焦慮有關，焦慮則是來自於壓力。例如：過分忙碌沒有適當的休息或者有不良的睡眠習慣或環境所造成。譬如：白天常打瞌睡，晚上當夜貓子，喝太多的茶、咖啡，傍晚以後做劇烈的運動，入睡時環境吵雜，燈光太亮，諸如此類均會影響睡眠。如果皆無上述的情形，而失眠持續超過一個月，造成生活上的困擾，您可能就需要至精神科或家醫科就診，找到失眠的原因。

Q 我由於本身比較神經質，常因一點聲音就無法入眠，但對生活、功課並無太大的影響，而這情況不是天天如此，所以並不太在意。不過最近一年來，尤其是近半年中，發覺問題已經影響到我的生活還有功課了。情緒有時變得非常不穩定，情緒有時非常低落，對任何事都提不起勁，會因一些小事而發脾氣、鬧情緒，而身體也變得愈來愈差，小病一直不斷，體力、體能也和一年前差個十萬八千里。有時悶悶不樂，尤其是當別人快快樂樂時，常因自己不能融入其中，而非常鬱

悶。有時也會無緣無故的頭痛、頭暈。另外我發覺自己的記憶力愈來愈差，注意力也無法集中，書也無法靜下心來唸，甚至到後來根本不想去上課，成績因而在這學期一下子退步了好多，我到底該怎麼辦？

A 您有下列的症狀，如睡眠障礙、心情低落、注意力不集中、體力差、喪失興趣等，這些都是神經衰弱症的典型症狀，並且症狀已經影響到社會功能（學生的身分），因此很有可能您已經得了神經衰弱症。不過神經衰弱症有許多形成的原因，因此必須到醫院由醫師問診，並做一些身體檢查。當神經衰弱症身體的不適獲得治療後，心理方面也會有不錯的改善。

Q 一開始以為不適應新環境，到了最近三個月就開始無法正常入睡，尤其現在有在加油站打工，情況更糟，現在晚上幾乎無法入睡。原本以為只要找些事做就會漸漸想睡，但卻精神更好、無法入睡。常常覺得肩膀痠痛，有時候逼自己躺在床上，強迫自己入睡，有時候過了一、二小時就會睡著，但隔天醒來卻覺得很累，且想睡但已睡不著。早上總是精神恍惚，有時候就會想睡。看了家庭醫生他說我腦神經衰弱，有開藥給我，要照三餐吃，但我每一餐吃完過一、二小時就會

覺得全身無力想休息。隔了二天，因為影響我的工作，所以就沒再吃了，我到底該如何呢？

A 看來您有睡眠方面的問題，但不知道有否其他情緒或身體方面的問題？如果單純是睡眠問題，建議定時入睡、定時起床，讓生活規律，盡量避免使用咖啡、茶及酒精等東西。睡眠的調整需要一段時間，持之以恆才會成功。若經過努力還是有睡眠困擾，還是要到精神科門診就醫，做進一步的評估和處理。

Q 近來工作上比較忙，壓力大了些。白天想的、困擾的，甚而作夢也會延續同樣的問題煩惱，而使睡眠不夠深沉，是否真需要就醫？

A 失眠大部分是因生病、操心等不安情緒所引起，但也有因過度的休息、安逸的生活、各方面都不節制，或白天不正常的睡眠所致。

失眠幾乎是每個人都曾經遇到的問題，是否需要求診取決於下列條件：

1.持續地睡不好：一般而言，失眠症的定義是持續一個月以上睡不好覺。

2.失眠對生活的影響：如果症狀嚴重到會影響工作或生活，
　那就應該及早就醫。

精神症狀的治療與處理，包括以下三方面：

1.生理方面：通常接受藥物治療，以改善腦神經失調的狀
　態。通常藥物治療效果最直接也最快，隨著醫學的發展，
　藥物的副作用也愈來愈少，精神藥物並非都是安眠鎮靜
　劑，求診時，心理不要有太大的負擔。

2.心理方面：個人適當的心理調適有助於緩解症狀，但是所
　謂「江山易改，本性難移」，想要短時間內改變個人對事
　物的看法與處理壓力的方式並不容易，經常是緩不濟急。

3.社會與環境方面：消除生活的壓力，可以有效解決壓力引
　發的精神症狀，這是最好的方法，但是若因為工作壓力太
　大而不去工作，在事實上，這是達不到效果的。

概括而言，失眠若以疾狀來區分，可分成三種型態：即失
眠、失眠症、失眠恐怖症。「失眠」從字面上看來，即不能
睡覺；為了某種原因而睡不著，且為這些事煩惱，就叫「失
眠症」；這種失眠症的弊害、恐怖感，會慢慢加強，長此下
去，為失眠而煩惱的病症，就叫做「失眠恐怖症」，如果嚴
重的話，可能變為神經衰弱症。

如您所述的情形，可以考慮以下兩種方式處理：

1.如果症狀不嚴重，先觀察一個月左右看看，如果壓力過了，症狀也好了，就不需要看診。

2.如果情形嚴重使生活大受影響，那麼還是及早就醫得好！

Q 我最近常常難入睡或睡得很淺，這種情況在三個月前也曾發生過，後來經過暑假自己的一些調適，本已克服，能睡得自在，但一直到一個禮拜前，由於連續沒睡好，於是又開始胡思亂想，害怕又會像以前失眠，而晚上睡覺前精神會特別好，故睡前會胡思亂想，煩惱睡不著會如何，一直很疑惑，我也算是個樂觀開朗的人，怎會如此呢？

A 您經常有失眠的情形，雖然經過調適但為時不長，所以仍容易失眠，目前以不要去想它為主，您愈擔心，愈給自己壓力，愈不容易睡著或睡得好。此外，可在入睡前來點輕柔的音樂。還有，如果睡不著，不要一直躺在床上，可以起床做一些輕鬆之事，如閱讀些清新有趣的短文，讓自己放鬆後想睡再睡。

Q 我晚上睡前必須要吃安眠藥才能入睡，但並不是心理作用才吃安眠藥，因為我神經比較容易緊張，請問要如何調整？或有其他的方法可以改善嗎？

A 不知道您剛開始是什麼原因會去吃安眠藥，您現在可能已經上癮了，要戒斷的話就要下一些功夫才能成功。首先您個性比較容易緊張，需要在睡前練習放鬆全身，降低焦慮，否則全身緊繃，在腎上腺素分泌下是很難入睡的。其次養成良好的睡眠習慣，讓睡好覺變成您的生活習慣。再來，考慮開始慢慢減藥，減藥時會比較難睡，但如果您已經養成良好的睡眠習慣，可以很快地放鬆全身的話，就比較容易度過減藥的煎熬。最後，很重要的是，剛開始是什麼原因會去吃安眠藥？這個原因解決了沒？

Q 我只要睡覺一定會作夢，最近已感覺影響到睡眠品質了，白天時仍感到想睡，請問我需要看醫生嗎？還是有其他方法可改善？

A 作夢是正常人睡覺時常見的現象，其實我們每天都會作夢，只是自己不曉得而已。但如果常會夢醒，甚至影響到白天的精神，那就不正常了。心理壓力、焦慮症、神經衰弱症等都

會引起這些現象。建議您到精神科求診以找出原因。

Q 我常常失眠，上床後一般都要一個多鐘頭才會入睡，有時候
會更久，但是一醒來就很難再入睡，每天都要喝酒來幫助睡
眠，所以每天醒來都很疲倦，眼眶都黑黑的，情緒也變得很
奇怪。這樣的情形有三、四年了，最近驗血發現肝功能不正
常，曾戒酒嘗試睡眠，但情形都更糟，只能睡眠三、四小
時，這樣惡性循環明顯的影響了目前工作與人際關係。最近
一年失眠醒後都不會昏沉地想睡，反而情緒變得很怪，臉部
感覺很緊繃，很想徹底解決這個問題，但不知要如何做，如
果去就診又不知要看哪一科？我該怎麼辦？

A 肝功能異常需要看腸胃科，至於失眠方面，要看家醫科或精
神科。另外，失眠也常跟焦慮、憂鬱、神經衰弱或飲酒有
關，需家醫科或精神科醫師來評估是否需進一步治療。

Q 如果平常覺得自己很緊張會失眠，是不是可以吃鎮靜劑？
A 緊張、不安、焦慮或失眠可能都表示是自己的壓力所引起的
身心症狀，鎮靜劑的確可以幫忙緩解，但是鎮靜劑有不同的
服用方式，需要按醫師指示服用，自己隨意服用可能會上

癮，所以需要小心使用。

Q 壓力大是不是會引發神經衰弱？

A 有一個理論指出每個人應付壓力的能力極限不同，像水壩一樣，有人能容忍一百公斤的水，有人只能容忍五公斤、二十公斤的水，此處所講的水即表示壓力。例如同樣是參加大學聯考，有人壓力忍受度低，就容易引發精神疾病；有些人則因為大壓力才發病，但以後未再遇到大壓力，平常只需應付小壓力的能力即可，所以就不再發病，然而壓力只是發病的一個誘因，不能完全歸因於壓力。

Q 容易緊張，要如何放鬆？

A 當自己感到全身緊張的時候，讓自己找一把舒服的椅子，以最舒適的姿勢坐下來，閉上眼睛，由手掌開始逐一的從前臂、肩、頸、腹、大腿到腳趾，讓自己先繃緊肌肉，再慢慢的深呼吸，什麼也不去想，完全放鬆每一個部位，直到全身放鬆為止。這樣的練習有助於減輕壓力、恢復疲勞，藉著全身肌肉放鬆，使自己感到舒服。

Q 何謂心身症？嚴重嗎？會好嗎？我的病史是只要一激烈運動就會喘，而且痛到一動都不敢動，所謂的適度運動指的是哪些？游泳、瑜珈對我有幫助嗎？吃中藥對我有用嗎？是不是改變體質就可以呢？

A 心身症通常意指有餘情緒或壓力等因素所引發的身體症狀，經過好好調適當然會有很大的改善。您所說的運動後會喘，不知是否看過心臟科醫師，假如心臟專家診斷沒有問題就可以比較放心。其實一般人激烈運動當然都會喘，但必須分辨究竟是生理性的喘還是有病的喘。吃中藥是否有效很難斷定，沒有效的也非常多，建議您找大型醫院的家醫科或精神科醫師進一步面談。

Q 我是一名神經衰弱的患者，我常常無法控制自己腦袋的思想，每天無法控制地想東想西，每晚睡覺時都一直作夢，我從來不知道是什麼原因造成的，即使在白天我說話、講電話、駕車、打字、做工、搬東西、做其他事情或是無所事事時，我的腦海一直無端出現問題，這造成我的頭部很痛，有時很暈，頭就像有東西阻塞一樣，總之每天頭腦都很混亂，每天都在「注意」著四周圍發出的聲音，我每天一直在克制

自己的腦袋,但不知道為什麼常常我都克制不了,我到底該怎麼辦?

A 從您的描述可以了解,您的思考長期被許多無法克制的雜念和奇怪邏輯思考所困惑。一般說來,這種病仍然得靠藥物治療,若無效應該可以再調整,建議您再找大型醫院的精神科醫師研究看看。

Q 我想請教一下,如果經常拉肚子、情緒不穩定和失眠等症狀,但經檢查又沒發現問題,是不是可能是因壓力和生活緊張所引起的心身症?

A 您所說的症狀如果檢查沒有發現身體其他的疾病,心身症的可能性的確很高,和壓力、生活緊張或精神官能症有關。應該找家醫科或精神科醫師求助,除了短期藥物治療的需要外,更進一步可以學會一套壓力因應的技巧。

Q 我晚上常睡不著,已經大約一年多了,半夜常醒來,因為白天工作很累,晚上又睡不著每天就會很疲勞,是不是睡眠的環境影響的,或是自己有時想事情想太多了?有時覺得自己是不是神經衰弱或是得了慢性疲勞症?

A 睡眠的問題加上白天的工作壓力，都可能造成所謂的神經衰弱或慢性疲勞症。不過不能排除是憂鬱症和焦慮症，後兩者治療的效果明顯可見，建議您去教學醫院的精神科就診，一定可以得到更詳盡的幫助。

Q 我由於工作與家庭雙重壓力導致情緒異常低落、失眠、消化不良等症狀，就醫後精神科醫生給予抗焦慮劑及安眠藥於睡前使用。請問長期服用後是否會引起嗜藥性或劑量愈來愈重？我很擔心後遺症。

A 目前醫療上所使用之抗焦慮劑或安眠藥本身並無上癮的成分，少數人的確需要長期使用，但為數不多。焦慮和失眠與生活情境或壓力有部分關聯，直接解決生活困境，或學習壓力處理與放鬆技巧可以減少對該類藥物的需求，進一步的認知行為治療很有幫助，有些人可以治癒，大多數人也僅需要時才使用，至於什麼時候需要用、怎麼用、怎麼停，最好能夠與醫師商量。

Q 最近的我常因壓力大又易胡思亂想，結果造成神經衰弱，有時候頭痛不已。甚至脾氣暴躁、意志消沉、體力不佳等狀況。不知要如何處理才好？

A 長期的壓力無法有效地解決，或者沒有有效的壓力因應，的確會引起許多身心障礙，有時甚至造成焦慮症或神經衰弱症。有些人需要短期的藥物治療或學習壓力處理，我想大型醫院的家醫科及神經科可以協助您。

參考文獻

1.American Psychiatric Association (1994). Diagnostic and Statistical Mental Disorders, Fourth Edition, Washington, DC, American Psychiatric Association.

2.Chen, H.S.: Development of Mental Health System and Care in China: During the Past Four Decades. In: Lin, T.Y.; Tseng , W.S.; Yeh, E.K. (Eds): Chinese Societies and Mental Health. Oxford University Press, Hong Kong, in press, 1995.

3.Diagnostic and statistical manual of mental disorder, American psychiatric association The ICD-10 classification of mental and behavioral disorder: clinical descriptions and diagnostic guidelines , WHO

4.Eysench ,H. J. and Rachman, S.: The Causes and Cures of Neurosis. Routledge & Kegan Paul; London, 1965.

5.Fenichel, O.: The Psychoanalytic Theory of Neurosis. W. W. Norton & Company, Inc., New York, 1945.

6.Hwu, H.G., Chen, C.C., Yeh, E.K.: Alcoholism in Taiwan: The Chinese and Aborigines. In: Lin, T.Y., Tseng, W.S., and

Yeh, E.K. (Eds): Chinese Societies and Mental Health. Hong T Kong, Oxford University Press in Press, 1995.

7.Kok, L.P., and Tseng, W.S. (Eds): Suicidal Behavior in the Asia-Pacific Region, Singapore, Singapore University Press, 1992.

8.Task Force on DSM-IV: American Psychiatric Association (1993): DSM-IV Draft Criteria. American Psychiatric Association, Washington, D.C.

9.曾文星、徐靜，《現代精神醫學》，水牛出版社。

10.沈楚文，《新編精神醫學》，永大書局。

11.曾炆煋，《精神官能症》，水牛出版社。

Part 2

中醫部分

緒　論
中醫對腦神經衰弱的看法

　　如果說，羅馬不是一天造成的，中醫的形成也就如此。現代人生活緊張、刺激、用腦過度，加上心理負擔與壓力，而造成腦神經衰弱的問題發生。西醫對於腦部的病患，借助於尖端科學儀器的分析、診斷，可以說瞭如指掌、一覽無遺。佛經上說：「菩薩證因，眾生證果。」我們不妨以此作爲一個引喻，現代醫學儀器的化驗，聲、視、波光的檢查，發現其果，而有時未必能確切地認知其因，我們把人體的疾病，分爲兩大類型，即所謂器官器質性病和非器官器質性病；前者在現代醫學檢視、化驗與診斷上，無所遁形，毫不困難，而後者則不同，痛苦只有病人體會，或者有過同樣經歷者之同病相憐而已。其致病原因不一而足，有時幾乎令人懷疑：「您是不是眞的有病？」這類「腦病」，現代醫學稱爲「腦神經衰弱」或「精神官能症」。

病理與病因

中醫病理分析

腦神經衰弱的中醫病理分析

　　「腦神經衰弱」幾乎是抽象的，但它的確有許多的臨床症狀，而且擁有不少的患者。腦神經衰弱症的臨床表現甚多，包括頭暈、目眩、失眠、情緒緊張、記憶力減退等等。腦神經衰弱症是現代醫學的名稱，中醫傳統書籍並沒有對人體腦部有相關描述、論斷的記載，這是由於時代的侷限。中醫認為，人的意識、心智、情緒與心、肝、腎的功能息息相關。譬如《黃帝內經》、《素問》、《靈台祕典論》說：「心者，君主之官也，神明出焉。」君主是主宰與統馭，神明是精神意識形態的思維活動及這些思維活動表現出來的聰明、智慧，同時《素問》、《靈台祕典論》又說：「肝者，將軍之官，謀慮出焉。」謀慮是智慧、運籌帷幄的表現，是處事能力的表現，一個人如果肝氣太盛，性能便會急躁，如果肝氣虛便會表現優柔

寡斷、膽怯。

　　從上面引用的描述，概而言之，可以見到中醫所描述之心與肝的活動功能，幾乎代表著現代醫學所言的腦神經活動功能，既然如此，我們無妨從心、肝、腎的功能（中醫理論範疇）對於腦神經衰弱症，做一深入淺出的分析與檢討。

　　尋根究柢、探本求源從而歸納、提供對此類症疾、疾患的根本治療方法，這是科學的方法。舉例來說，我們常常說：「眉頭一皺，計上心來」，「眉頭一皺」與「計上心來」是思維的表現，其過程及結果是「腦神經」活動的權職，為什麼會「上心來」？這就是習俗相傳「以心代腦」的具體表現。又譬如：「此情無計可消除，才下眉頭，卻上心頭。」《三國演義》有一回寫諸葛孔明在兩軍對陣時，數落了「蒼顏老賊、皓首匹夫」的王朗，把王朗氣得肝膽俱裂，大叫一聲，墜於馬下並死掉了。氣到腦神經失控，腦血管破裂，卻扯到「肝」上面去，諸如此類，中醫的心、肝、腎之功能與思維意識，情志動態息息相關的理論，也就「潤物細無聲」潛入了文化傳統的表達與詮釋上來了。假如說電線是大地的神經，那麼「腦神經便是人體的電線，而中樞神經是總電纜」。吾人之此一妙喻，可以用來解釋此文討論的許多相關問題。從而更闡發中醫理論作

爲新的註解，使之免被誤認爲「形而上學」之理論，進而在中西醫結合、溝通中，找出一把開啓的鑰匙，一條達到平衡共識的橋梁。

「腦神經衰弱症」在文字含義的解釋是腦神經衰弱的疾病，「衰」就是「衰退」、「衰老」；「弱」就是不強壯、不強健，積「弱」疲憊。「腦神經」一旦衰弱，就會失去自律、失調、失控制，從而出現與此相關的症狀。問題在於「腦神經」爲什麼會「衰弱」？「衰弱」又要如何因應，使之恢復？這才是本書探討的重點，中醫的優越性在於治療上不是千篇一律給予患者鎮靜、強化或抑制神經的療法，而是分辨、分析找尋病因，然後對症下藥，這就是「辨症施治」。

腦神經衰弱的原因

關於腦神經衰弱，前面已經說明。那麼腦神經衰弱的原因何在？中醫觀念認爲，心、肝、腎的司職功能未能達到腦部需求、滿足的時候，「腦神經」就相對出現「衰弱」的現象。

如果說佛家之三寶是僧、佛、法，那麼人的三寶就是精、氣、神，原於先天秉賦，血統的遺傳，但同時又與後天的培

養、調攝有關，一個人在腦力勞動透支、負擔、壓力過重的情
況下，精、氣、神就會隨之消爍、耗費，若是補充或調養失當
的時候，就會逐漸出現頭暈、目眩、失眠、情緒緊張等腦神經
衰弱的症狀。

　　另一方面，人隨著年事的增長，血液對腦部的供應量會隨
之打折扣，也就是所謂「腦神經元」、「活腦素」的活動相對
減弱，這種情況下，思維力、記憶力乃至於邏輯觀念、機智反
應的靈活性，也隨之出現減退、緩慢、遲鈍等現象。這也是腦
神經衰弱的表現。

　　譬如前面所提到「腦神經」如電線，當電源不足，缺乏充
電時，電力便減弱。在此情況下，如視、聽及肢體、語言，就
會因電力不足而「衰弱」。中醫認為生命所依賴與其存在的，
是氣血生生不息的循環，腦得血則能思、眼得血則視明、耳得
血則聰順、手腳得血則充滿靈活運動的功能，反之就是「衰
弱」、「衰退」。讀者無妨秉持一理念，舉一反三，以此類
推，就不難理解中醫對於腦神經衰弱的問題，乃至許多慢性疾
患的認知及中醫所秉持的理論基礎。

　　「人生短命為何因？吃喝嫖賭樣樣精。」過度的縱慾、青
少年時期超乎常規的自瀆（手淫）、酗酒、抽菸、沒有良好的

作息生活習慣，導致精血的消爍、耗費，都是引發腦神經衰弱症的原因。還有一種較被忽略的就是顱腔、頭部曾受過輕傷的患者，其舊患在某種因素的影響下，如上述的精血的消耗或隨著年事的增長、氣血循環的減弱緩慢等，逐漸地造成不同程序的阻滯或障礙，這種中醫稱爲「瘀滯爲患」也就是造成腦神經衰弱症的一個不容忽視的原因，所以腦神經衰弱症在臨床觀察與診斷，追究其原因時，不要放過找尋既往受傷甚至患者遺忘的輕度頭皮瘀腫、碰撞或腦震盪這些蛛絲馬跡的往事。這是吾人數十年臨症的切身體會。

腦神經衰弱的中醫病因分析

積微成漸，需知螻蟻之穴，能壞千里之堤，許多腦神經衰弱的症候，往往是若干年前一次小小的意外所造成的，青少年期的腦神經衰弱症包括理解力、記憶力不佳、情緒不集中等等，其原因與抵抗力差、經常夢遺，導致氣血不能充分到達腦部濡養神經或精血虧損，使腦神經相對性的缺血、缺氧、疲勞而造成，甚至於暈車、暈船、懼高症，以吾人的經驗，以上都可以視爲腦神經衰弱症。綜合上述，我們可以就中醫的觀點，

把腦神經衰弱症的致病原因歸納如下：

1. 青少年時期的氣血虛弱、抵抗力差，由於自瀆而耗傷精元，造成腦部供血量濡養「神經」之營養不足，造成腦神經衰弱或少女月經紊亂、痛經，導致生理期前後之情緒緊張、憂鬱、失眠，也可導致腦神經衰弱。

2. 不正常的生活習慣、日夜顛倒、抽菸、酗酒、喜怒無常、性情暴戾、乖張，以致腦部的氣血循環受到阻礙、不能暢達宣通，而導致腦神經衰弱。

3. 由於精、氣、神過度損耗又得不到補充、調養，因此提早衰退；或年事增高，更年期到來，呈現自然衰退而又得不到充分、合理的調養，導致腦神經衰弱。

4. 頭腦部曾經碰傷、撞傷或不同程度的「腦震盪」，在某種原因造成發病的時機到來時，也就出現腦神經衰弱症。

5. 中醫傳統理論認為：「頭為諸陽之首，胃為諸陽之匯。」「陽」是「陽氣」、「陽光」之意，中醫的經絡學說「手三陽」：手太陽小腸經、手陽明大腸經、手少陽三焦經，自手走至頭；以及足太陽膀胱經、足陽明胃經、足少陽膽經，自足走至頭，均在頭額、兩鬢、巔頂、後勺處交集，這六經「陽氣」旺盛時，頭腦靈活、清晰、

精神飽滿、耳聰目明；稍有某一經出現偏差就會失調，「陽光」不足就會「天昏地暗」、「日月不明」（眼睛如人身之日月）。以上論述，便是吾人對於腦神經衰弱症致病原因，就中醫觀念的見解、體會、經驗之談，可謂「愚者千慮，必有一得；智者千慮，必有一失。」

6. 很多女性，如在少女時期、行經期間，為了因應月經的到來，在經前由於從腹部開始，壓力層層上升，出現為胸部脹痛、頭痛的現象，或值經後氣血相對虛耗，洗頭後感受風寒，致令風邪客居腦戶者，也可慢慢釀致腦神經衰弱症。

7. 婦女產育後氣血大量消耗，風寒最易乘虛而入，中醫理論認為：「風為六淫之首，且為百病之長。」六淫是風、寒、暑、濕、燥、火，指天地間六種不正之氣，一旦侵入人的身體均可淫穢作亂使人生病。如沒有及時加以疏解、發散並補虛損，匡正氣而予以祛除，則會造成後遺症，出現經常發昏、頭痛的腦神經衰弱症。

8. 糖尿病患者如尿毒，均可造成中醫所謂：「邪賊蔽空」、「擾亂清明之府」的附加症狀，使人暈眩、頭目不清甚至嘔吐等，這些症狀也可歸納成「併發症」的腦神經衰

弱症。

9.慢性鼻症、慢性咽喉炎。

10.習慣性便秘的患者可能因宿便的瘀塞，使腹部壓力挾穢濁
之氣上沖，薰蒸腦部，造成頭暈眩、頭痛，類似腦神經衰
弱症狀出現。

腦神經衰弱的中醫療法

　　前面對於腦神經衰弱的症候群，就中醫的理論，已經盡可能詳細地做分析。在當代中西藥相雜，加上台灣近年來電視、報刊、媒體對於人體健康、疾病的組織宣傳普及，使許多民眾患病者，對於這方面的認識水準大為提高。而在這方面西醫所檢驗、診斷的結果、疾病名稱，往往較容易被接受。所以，對一個中醫而言，提倡「中西結合」的第一步，就是先要弄清楚西醫的診斷名稱，而中醫理論又如何去解釋，以免「張冠李戴」。對慢性病甚至許多急性病而言，中醫藥雖有其優越性，但很多對中醫不做深入調查、了解的人，因此會斥責中醫不科學。事實上，檢驗出結果並診斷出病的名稱，並不表示已經把病治好了。結論與推理是相輔相成的，中西醫若互相結合，共同研究、切磋，乃至砥礪而求得共識，就可相得益彰，這是患者的福音；若從逆向操作，變成對中醫藥的貶抑，那就另當別論了。

晉代竹林七賢之一的嵇康精通音律，臨死時，操一曲行雲流水之音，謂然嘆曰：「吾恐〈廣陵散〉（詞牌名）從茲絕矣。」在古道漸趨式微的當代，中醫的瑰寶蓋塵蒙垢久矣，若不加以「拂拭」，其神髓與精華也恐怕距「〈廣陵散〉從茲絕矣」不遠吧！在臨床實踐中，常常聽見這樣的話：「辨症施治」、「對症下藥」，對於許多疾病，包括許多「疑難雜症」只要用心仔細分析、對症下藥，一定有康復的機會。

人會生病的原因

中醫的病理觀念很簡單，早在東漢時代張仲景著《金匱要略》就明確指出，人生病的原因有三：內因、外因、不內不外因。內因是由於人本身的情緒，即所謂七情：喜怒悲思憂驚恐，失去平衡和調節所引起的疾病；外因是由於宇宙物候的變化，不正之氣，即所謂六經侵犯人體的肌膚，經神臟腑所造成的疾病；不內不外因即屬意外，如受外傷、毒蛇、毒蟲咬傷、車禍，或被空中掉下的物體砸傷等。中醫治病的基本要訣是講究「平衡」，所以《黃帝內經》有這樣的記述：「陽平陰祕，精神乃治」。中醫辨症有八字訣：陰陽、表裡、虛實、寒熱，

這所謂八網，互相矛盾、對立又共存於一體，便是中醫放諸萬病而皆準的原理。從這種理論出發，我們便可針對腦神經衰弱症的種種不同的病因，逐一「施治」、「對症下藥」，讀者若能因之「按圖索驥」作為自療，我想雖不中亦不遠矣。

　　宋仁宗時代的名醫司馬光，年輕時曾有這樣的抱負：「不能為賢相，自當作良醫。」古人常說：「治病如治政，用藥如用兵。」清代名醫王孟英曾在其著作《溫熱經緯》裡這樣描述：「審病如老吏判獄（楊按：無枉無縱）用藥如名將談兵（楊按：有陣有法）」所以，中醫口頭禪才有類似兵家的說法，如「開門揖盜法」、「閉門留寇法」、「半渡之擊」、「窮寇莫追，衰其邪之半可也」、「不戰而屈人之兵，是知戰也」、「養正驅邪」、「靜觀其變」等等。我們平常說的「方法」也是中醫的口頭禪，「方」是藥的組合「藥」；「法」是治病的策略「治法」。此話遠矣。

青少年時期的治療法

　　中醫認為：「腎為先天之本，脾為後天之源」，又說：「腎主骨，精主髓」為中醫之腎功能與腦息息相關的理論。一

個人如果來自父系或母系的「秉賦」（基因遺傳）非常優越的
話，也就是說他的先天腎氣充盈，相對地，他就聰明、活躍、
記憶力及領悟力強；若是相反，腎氣不充盈的話，他就可能相
對地精神不足、散漫、懶惰，記憶力、領悟力差；我們平常
說：「腦瓜子不靈光」，也可以視爲腦神經衰弱症來自先天的
因素，對這類型的青少年來說，其治療重於調理，補充腎氣，
腎氣充盈，腦活力自然增強，也就是補腎即補腦的意思，主要
以六味地黃湯或丸爲根本。

生活小常識

　　「六味地黃」是由茯苓、熟地、山茱萸、淮山、丹
皮、澤瀉六味中藥組成，為湯、為散、為丸都可以。原載
宋代兒科名醫錢乙所著《小兒藥症直訣》。錢乙為宮廷太
醫，所見的小孩多為王孫公子、權貴冑裔，這些溫室裡的
幼苗，許多因為是富貴多淫慾的產品，導致先天不足、發
育不良，錢氏有鑑於此遂發明六味地黃湯，滋補腎陰，益
髓填精，陰元固本，使之腦髓充盈，精神與日俱增。

　　所以，從少年乃至青年時期，由於先天不足所造成的腦神經衰弱，六味地黃丸在臨床經驗中，有非常好的治療效果；另外，經驗證明六味地黃對於身高發育不佳的少年人，也有很好的俾益，這與現代醫藥認為腦後垂體的分泌為促進發育的腺體也相吻合。進入了青年期的青年，由於人之初食色性也的關係，加上漫畫、小說、電視方面的誘惑，有手淫自瀆習慣者，由於生理、心理都有影響，出現失眠、焦慮、無精打彩、頭昏目眩，這一類腦神經衰弱症狀者，除做心理宣導、開解釋疑之外，用六味地黃或再加入龜板、龍骨填補其虧耗損失，滋陰潛陽，益髓安腦，效果也非常好。

　　少女時代的月經紊亂、生活習慣不正常，經年累月之下，導致腦神經衰弱症，中醫的保健養生方法，極其注重調攝，即調整生活規律、飲食的習慣，盡量地避免耗損與磨滅，以達到養生的目的。

菸酒不離者的治療法

　　眾所周知的事實：吸菸會汙染肺，造成肺葉由於慢性中毒而退化，過量的二氧化碳使氧氣的純度改變，肺部缺氧會影

響腦部缺氧，導致頭暈、意識和智力受損，造成腦神經衰弱，中醫的傳統理論認為：「肺主一身之宗氣」，又說「清陽出上竅，濁陰出下竅，清陽走六腑，濁陰歸五臟」，中醫理論又認為：「氣為血帥，氣行血行，氣滯血礙，氣結血鬱，氣壅血聚，氣散血敗」。明白了這些理論，就可認識吸菸影響肺，進而影響氣，進而影響血，終至影響到腦部缺氧、缺血，造成了頭昏、經痛等腦神經衰弱症。那麼，對這類的患者，其治療首先要認清戒菸的重要性，因為「治病必求於本」，戒菸就是根本，再加上清肺、除痰、逐穢濁兼補肺氣、升清陽，就可達到理想的治療效果。

清肺如牛蒡子、桑葉、桑白皮、砂參、川貝、麥冬、玉竹皆可選用，上等的滋補品如冬蟲夏草、人參、燕窩、雪蛤、阿膠、魚膘膠；升陽益氣的如薄荷、荊芥、升麻、柴胡、人參、黃耆、夏枯花、荷葉，均可採用。

長期酗酒的人，肝臟為了要分解酒精，必須超量工作，肝的多種功能都會受到損害，中醫傳統理論認為：「肝為將軍之官，謀慮出焉」、「肝主情志」、「肝藏血」、「肝藏魂」、「肝經下絡陰器」、「肝性喜疏達」，長期的實踐經驗使中醫領域的古聖近賢，都深刻認識體會到肝與人的思維活動、情

緒，甚至於性功能的強弱關係至深；對於這類型的腦神經衰弱患者，清肝火、解濁毒、補腎滋肝、瀉肝火、平肝氣、潛鎮肝魂、滋養肝血最爲重要。俗話說：「善醫不如善養」。中醫治病，尤其是慢性病，極重視戒口。由於長期的菸酒甚至吸毒，對肺、對肝臟、對血液進而危害到腦部，這整個過程患者應該自己清楚，加以省思，選擇決定如何來配合治療。

如果說江河是大地的動脈，那麼我們的血管是人身的江河；從水管裡噴出來的是水，從血管裡噴出來的是血。水有清水、濁水、臭水；血有清血、濁血、毒血。「冰凍三尺，非一日之寒也」皆爲積漸而來。使血液受到菸酒汙染的患者，除配合戒口之外，藥物方面，行肝氣、清肝熱、除血滯；清血的藥如柴胡、菊花、黃連、銀花、梔子、田基黃、七寸金。滋肝、養肝的藥物爲生地、天冬、丹皮、丹參、白芍、何首烏、桑椹子、枸杞、山茱萸。

古人說：「酸入肝」，以科學分析方法來研究中藥，酸性的藥物含葉酸、果酸、維他命Ｃ，都有益於補充、強化肝臟功能；食療方面如醋、葡萄、楊桃、柳橙、檸檬這些水果，都有俾益，古人說：「雞爲木畜」、「肝屬木」，故在食療方面，補肝推雞肉爲第一。

古人說：「傷寒（指漢代張仲景所著《傷寒論》）中有萬病，萬病中有傷寒。」從廣義之涵意來說，吾人所述之這些理論，也同樣適應於其他疾病的分析、辨症的推理，順帶一提，表面上中醫的理論幾乎是萬病同流，如出一轍，可謂百變不離其宗。

年老者的治療法

對於年事漸高而呈現老化的腦神經衰弱患者之治療，臨床上以補肝益腎、治腦為主旨，在此篇之末附有一些方藥，以俾參選。

腦部受傷的治療法

腦部有經受碰傷、擦傷，或不同程度的「腦震盪」所造成的腦神經衰弱症的治療，這一類型的患者，由於舊患在腦部氣血循環減弱或失暢的情形下，積漸成固，慢慢凸顯出來，表現頭暈眩、記憶力減退、精神不集中或視力、聽覺受影響，眼睛由於供血的受阻或供血量之不足，造成眼壓升高、眼球脹痛，

甚至視野中有黑影、飛蚊症等，在治療上，應先從促進腦部血液循環，包括破血、去瘀血，行血用藥如天麻、川芎、白芷、紅花、制川烏、菊花、羚羊等。在宣暢腦部的瘀滯障礙之後，應服用一段時間活血補腦的藥物，以絕後患，用藥如川芎、天麻、當歸、川芎、黃芪、黃精、枸杞、熟地、何首烏、山茱萸、龜膠、鹿茸之類，便可達到效果。

女性的治療法

女性行經期間、經前、經後，由於因應生理期的變化，造成腦神經衰弱症包括頭痛、頭暈、嘔吐、失眠這些情形，治療應以調經、疏導經血，使其暢順以減輕腦部的壓力，或調養氣血達到寧神、安腦之功用。用藥方面，經前之腦神經衰弱症仍以丹梔逍遙湯或散為主方，酌加香附子、川楝子、桑葉、夏枯花、玄胡索、紅花、牛膝這些調氣、清熱降火、疏散經血類所來產生的虛熱，並破氣行，抑其上逆，引其下行；如在行經期間因洗頭或感受風寒而造成頭痛、暈眩者，必須祛風、通腦活血、祛入侵之風邪、養受困之正氣，用藥以四物湯為主，酌加天麻、防風、白芷、蔓荊、升麻；若因產後氣血虛耗所造成

者，以十全大補湯酌加鹿茸、阿膠、天麻、白芷、桑葉、菊花祛其風邪，調其氣血，除外患而安內憂，病症自然迎刃而解。

婦科病有其生理的特殊性，若患此類腦神經衰弱症應究其根本，不離軌道，尋脈絡、循規矩，治療自能應用自如，事半功倍。

患有其他病症者的治療法

糖尿病患者、尿毒症、狹心症患者、慢性肝病患者，由於本身所患的疾病，造成血液濃度升高、缺氧。血虛、缺鐵、血不清，血毒不能排除而停留於血中，造成中醫所稱謂的「賊邪蔽空」、「擾亂清明之府」，從而使人頭目不清、暈眩、嘔吐。這些「腦神經衰弱症」在治療方面應配合本來的疾病，緊緊相連來加以「辨症施治」，不能斷章取義。在用藥方面，以補氣活血，配合行血、清血之藥物，如十全大補、鹿茸、田七、紅花、天山雪蓮花、金銀花浙貝母、萬點金、丹皮、丹參、七葉膽、粉葛、天花粉、粟米鬚、紫地丁等，均可納入這些治療方向的運用。

慢性鼻炎、慢性咽喉炎這一類患者，由於呼吸不順暢缺

氧，經常伴隨頭暈、經痛、疑慮、恬煩、失眠，這類腦神經衰弱症其治療主要是疏通呼吸道，清利耳鼻頭目，佐以安腦寧神，中醫所謂「清陽不升，濁陰下降」、「清陽走六腑，濁陰走五臟」用方如「川芎茶調散」、「辛夷散」、「益氣聰明湯」等，用藥如川芎、菊花、升麻、辛夷、蔓荊子、柴胡、桑葉、白蓮葉、夏枯花，酌加防風、乙厘、路路通、豨簽草，歛抑肝陽如川棟子、白芷、山茱萸、代赭石、石決明、眞珠母配服逍遙丸、知柏地黃丸或六味地黃丸，自然能夠逐漸康復。

　　習慣性便秘患者必須潤腸通便，使其水到渠成，排除穢濁，則暈眩自解。用藥如當歸、何首烏、肉蓯蓉、秦艽、火麻仁、胡麻仁、冬瓜仁、郁李仁，必要時酌加大黃、檳榔、元明粉，但不可經常使用，以免攻伐無辜，耗傷津液。

　　這裡必須特別提起的，由於現代社會生活，人際關係的複雜，男女之間的感情，包括愛情、婚姻都會發生司空見慣的變化，悶悶不樂、缺乏人生樂趣，都會釀成精神憂鬱的腦神經衰弱；一方面要懂得自我調息、自我修養，在藥物使用，以逍遙湯、越鞠湯爲主，調肝解鬱、悅心忘憂，用藥如柴胡、丹皮、梔子、香附、神麴、丹參、青皮、合歡花、玫瑰花、菊花、黃連、川芎、當歸，再佐以菖蒲、遠志、柏子仁、酸棗仁、薄

荷、冰片（沖服）疏肝解鬱，配合歸脾丸加天冬、麥冬、燈蕊、淡竹葉調養，自然日趨完善。

腦部舊患的治療法

　　腦部舊患，瘀血而造成腦神經衰弱、暈眩、頭痛，痛不知何所在，精神不振、意志消沉，嚴重者常有輕生自殺之志，此類患者治療以疏逐腦部不同程度的瘀血，瘀滯結合補腦活血，用藥如川芎、天麻、白芷、紅花、蜈蚣、田七、赤芍、當歸、麝香、熊膽、羚羊爲散沖服，療程二至三個星期，服藥後有反應掣痛者，乃藥效通暢逐瘀之象，不必緊張，再服自然消除而恢復。

　　腦神經衰弱症就中醫範疇、理論、具體與經驗，大抵如上所述。病因何而起，尋求已被遺忘之蛛絲馬跡，對症下藥，心法具足，諸病明察，自然「華枝春滿，天心月圓（弘一語）」，格物然後致知，靜而思，思而明，故不晦，故無滯，無礙，然後暢達。這是吾人對於疾病之見解，而贈於讀者，語重心長的啓發與祝福。

診療室報告
走過腦神經衰弱

正確診斷，對症下藥

案1　產後受風寒、失調養者

　　三十多年前，在大陸廣東地區治療一陳姓婦女，年三十餘，患頭昏眩，頭痛七年，每日如坐舟車狀，不敢見光，稍點光則嘔吐不止，獨處一暗室，四壁窗口，皆用稻草堵塞以擋光線，一燈如豆，斜臥病榻七年之久，日夜半睡半醒，痛苦不堪言。西醫謂其為「梅尼爾氏綜合症」、「腦神經官能症」、「腦神經衰弱症」。余就診，於昏暗室中，把其脈，浮大而濡空，氣血大虧，風邪客於腦戶之象。詢其原因，產後受風寒、失調養，先是頭痛失眠，為求方便，服止痛鎮靜之劑，日趨嚴重，遂至臥病一蹶而不振。乃為之設方，用柔肝熄風潛陽之法。《內經》云：「諸風悼眩，皆屬於肝」。婦科書云「治風先治血，血和風自滅。」古人云：「無痰不作眩。」據此，此症中醫俗稱產後風寒入腦，

「暈眩」之症。處方為：

天麻五錢　白芷二錢　蔓荊二錢　川芎三錢
當歸五錢　白芍五錢　枸杞五錢　首烏五錢
半夏二錢　石決明二兩　代赭石二兩　龜板二兩（先
煎）

　　服藥逾十劑後，應邀再為之複診，並無明顯改善，病人自訴
近日漸覺疲憊不堪，似有懨懨欲睡之象，告之：「此乃虛陽漸漸
潛藏氣血逐日調整之象，風邪漸次被逼外越於外，其所蔽空間，
有待清陽之上升而得充沛。」為之修改前方再前一步調理，處方
為：

天麻五錢　川芎三錢　白芷三錢　鉤陳五錢後下
川楝三錢　乙厘三錢　白芍三錢　當歸五錢
枸杞五錢　山茱萸五錢　首烏五錢　赭石二兩
桑葉三錢　龜板二兩（先煎）　半夏二錢

　　再服十劑，應邀三診，暈眩嘔吐已大有起色轉機，寤寐之

界限，轉為分明，慢慢可以接受光線之照射，再為轉方，鼓無清
陽，滋肝養，腎補腦活血，處方為：

　　天麻五錢　升麻三錢　柴胡一錢半（醋灸）

　　當歸五錢　首烏五錢　黃精五錢

　　九節菖蒲二錢　靈芝五錢　枸杞五錢

　　山茱萸五方　鹿茸五分（研末沖服）

　　龜板二兩（先煎）　夏枯花三錢

　　如是調息，三個月痊癒。

案2　長期罹病者

　　范姓女子，患頭痛、腦神經衰弱逾十年，不堪痛苦，數次萌
輕生之念，初服止痛藥尚有效，後數年連止痛藥都不靈。每日間
續性頭痛、暈眩、嘔吐、夜間失眠、食不甘味、寢不安蓆。診其
脈皆細而沉，肝脈（左關）獨浮，弦而芤。脈微細而沉，氣血衰
弱之候，肝脈猶浮弦而芤，乃精血虧耗而肝風上沖，風邪久羈不
去之候，舌苔白膩滯厚，陽氣不能化濕之候。乃為之設方施治，
用升陽，散濕，柔肝熄風法：

　　天麻五錢　　白芷二錢　　蔓荊三錢　　制川烏二錢

　　蜈蚣十七條　　當歸五錢　　首烏五錢　　枸杞五錢

　　白芍五錢　　川楝三錢　　代赭石二兩　　山茱萸五錢

　　連服十劑，再來複診，顧痛已減半，稍能入睡，暈眩、嘔吐，均大為減輕，再於前方稍加斟酌，方用：

　　天麻五錢　　白芷二錢　　蔓荊三錢　　制川烏二錢

　　蜈蚣五條　　當歸五錢　　首烏五錢　　枸杞五錢

　　川楝三錢　　阿膠五錢（燉服）　　白芍五錢　　乙厘三錢

　　再服十帖，三診時，病幾乎爽然若失，脈息平和，乃設方為丸劑，以圖善後，三月病癒。藥丸方為：

　　天麻一兩　　川芎一兩　　白芷一兩　　鉤陳一兩

　　蔓荊一兩　　菊花一兩　　桑葉一兩　　川楝七錢

　　乙厘七錢　　川烏五錢　　蜈蚣二十條　　全蠍七錢

　　黃精一兩　　乾薑七錢　　首烏一兩　　當歸一兩

　　山茱萸一兩　　枸杞一兩　　阿膠一兩　　冬蟲草一兩

鹿茸一兩　烏骨雞二兩　藏紅花二錢

煉蜜為丸，如梧子大，每服十五丸，每日三次，薑棗湯配服。

案3　年幼時頭部受傷者

曾治療一馬姓患者，男方值盛年，由於工作勞累、心裡壓力關係，開始患失眠症，繼而經常感到頭暈、腦脹、頭痛、偶爾腦鳴、細如蟬聲、厭食、憂鬱煩悶、間或喜怒無常、歇斯底里而不能自抑，近年來對房事全無興趣。曾做腦部掃描，顯示腦部絲血管前額處有瘀血陰影。診其脈，沉細而緩，兩寸脈至十至便有代結澀滯之脈象呈現。

詢其曾有頭部受傷之病史否？回憶十餘歲於鄉間牧牛時，曾從牛背摔下撞傷頭部，此症的原因在於舊患為祟，在青少年期，氣血方盛，血液循環正常，故有明顯突出的跡象，隨著年齡增長，精血虧耗，心理壓力之上升，會直接影響腦部之氣血循環，而出現相對性的缺血、缺氧的情況，治療失常，終於出現腦神經衰弱症之症候群。頭痛、暈眩、失眠、疲勞、憂鬱、情緒低落或暴躁不穩定等，從根本治療著手，應疏暢腦部血液的循環，祛逐

腦部舊患之瘀血帶血，為之設方施治。方用：

> 天麻五錢　白芷三錢　藏紅花一錢　蜈蚣十條
> 川七三錢　當歸五錢　黃芪二兩　丹蔘三錢
> 靈芝七錢　夏桂花四錢　木賊一兩　蔓荊三錢
> 麝香一分　熊膽一分　羚羊三分（研末沖服）

　　研末沖服，羌蔥為引，告之服藥至第七天，舊患必劇痛三個鐘頭，翌日必排出糞便黏滯如咖啡狀（此一反應為本人多年臨床經驗之心得），果如本人之預期，至十天來複診，病去減大半，再為轉藥方：

> 天麻五錢　川芎二錢　菊花二錢　白芷三錢
> 藏紅花一錢　當歸五錢　黃精五錢　黃芪二兩
> 枸杞五錢　靈芝五錢　丹蔘三錢　首烏五錢

　　如此調理，二個月而諸病患除。

臨床Q&A

Q 男性患者，三十歲左右，不抽菸、不喝酒，數年前因流行性感冒被傳染，沒完全好，以後經常患有鼻塞、慢性鼻過敏，常打噴嚏，最近二年，常見頭暈眩、頭痛、偶爾失眠，此為何症？如何治療，能根治否？

A 此為流行性感冒未完全治癒，中醫所謂「虛邪賊風入侵」而客居上呼吸道肺、氣管、支氣管及鼻咽、鼻竇之間，由於氣機失暢或腦部氧氣供應不足，即中醫所謂清陽不升，正氣不能上達心頭頂，因此釀成頭暈眩、頭痛、偶爾失眠的腦神經衰弱症，治療方法應先清除寄留於肺、鼻、咽、氣管之風邪、痰濁，結合升陽益氣、疏風醒腦、通暢氣血之品，必能達到治癒的目的，建議採納之處方：

　　蒼耳子五錢　荊芥三錢　春花三錢　薄荷三錢

　　桑葉五錢　川貝三錢　杏仁三錢　白芷三錢

　　蓮葉五錢　夏枯花三錢　羌半夏二錢

路路通兩羌棗蔥湯為引，服十餘帖，便可痊癒。

Q 中學生男性，十七歲，近數月來，常有頭暈目眩、記憶力不強、經常作夢、讀書精神散渙、不集中的現象，此為何症，如何治療？

A 此類情形以青少年中學生甚多，其主要原因，自慰（手淫）、夢遺（精液）而導致腦神經衰弱症。青少年在青春發育期間，由於電影、漫畫、小說色情的煽動、誘惑，熱情衝動而產生，乃本能的生理衝動反射，以手淫來發洩。由於好奇，尋找刺激，而事後又缺乏認知而造成後悔或產生自責、自卑、恐懼、空虛等心理反應，而演變成失眠、緊張、記憶力減退、讀書精神不集中的腦神經衰弱症；一般而言，只要加以開導、解釋，矯正對此類生理行為的正確認識，戒除自瀆的習慣，俟其精血腦力得到調整，多數可以恢復，若過於嚴重而導致無精打采，或大小便用力時有精液流出的，俗稱「糞前精，糞後洩」或無夢自遺，造成頭暈眩，觀物昏暗，腰酸及下蹲起來便覺天旋地轉者，可以澀精，滋肝法。後果均屬良好。建議採用的藥方如下：

關沙苑三錢　知母二錢　黃柏二錢
白連鬚三錢　金櫻二錢　白果五錢

　　山茱萸五錢　　覆盆子三錢　　遠志二錢
　　女真子五錢　　石連子五錢　　澤瀉五錢

Q **未婚女性，二十餘歲，每月患頭痛、頭暈、情緒緊張、失眠等症狀。請問是什麼原因？如何治療？**

A 根據這些情況並結合症狀分析，這位小姐發症的時間，必是每月月經週期之前後，月經前幾天由於經血充盈於子宮尚未排泄行經，腹部壓力層層上升至胸膈心肺乃至頭腦，所謂「山雨欲來風滿樓」且其上沖的穢氣（月經）必挾熱而升，因而出現頭痛、煩躁不寧甚至失眠等症，我們無妨把它稱為「週期性之腦神經衰弱症」；但當月經遇到，生理上未得到調息，原本有邪熱羈占充盤的經脈、肌膚、肌肉及臟腑之間的空隙，頓然若失其憑倚而又產生另種暈眩、心虛膽怯、情緒低落、不能熟睡這些腦神經衰弱症，在臨床實際患者中，這一類型的多屬女性，治療應以調經失血為訴求，其實許多婦女的疾病都與月經失調有密切關係，只要抓住調經活血，便能「綱舉目張」，其他毛病自然能逐一攻破、迎刃而解。用藥方面，月經前之狀況，可用加減逍遙湯：

　　柴胡一錢半　荊芥二錢　菊花五錢

　　當歸五錢　生地五錢　桑葉三錢

　　夏枯花三錢　丹皮三錢　梔子二錢

　　紅花七分　桃仁三錢　薄荷五錢（後下）

服至三至五服，而月經過後，則需服加減十全大補湯：

　　川芎三錢　當歸五錢　首烏五錢

　　熟地五錢　棗仁五錢　黃耆五錢

　　丹蔘二錢　白芍五錢　枸杞五錢

　　黃絲五錢　靈芝五錢　遠志二錢

服至七服。

Q 女性，四十七歲，最近二年常覺心煩、燥熱、背部及臉部陣陣發熱、發暈眩、失眠、月經不正常，來來停停，這是屬更年期症候？腦神經衰弱？如何調理？

A 此類症狀在同一年齡四十五、六歲至五十五、六歲的女性極為普遍，可以泛稱為「更年期症候群」及「更年期腦神經衰

弱」，限於篇幅不做詳言。總而言之，在西醫稱為「內分泌失調」，在中醫稱為「陰陽失調」。治療以調和氣血為主，氣血調和，循環正常，潮熱、頭暈眩、頭痛、失眠諸症自然會得到改善，甚至痊癒，建議採用如下之藥：

　　柴胡一錢半　銀柴胡二錢　白薇二錢

　　當歸五錢　生地五錢　黃芩二錢

　　黃連一錢半　鱉甲一兩　青蒿三錢

　　靈芝五錢　阿膠五錢（燉服）　石斛五錢

服十至十五帖。

Q 男性三十三歲，近二年來，經常自覺腰痠、背痛、疲勞、頭暈、眠花、耳鳴，白天工作無精神、昏昏欲睡；夜間不能安睡，睡時多夢，夢醒又不知所夢情境，對性生活提不起興趣。能根本治療否？

A 此病可稱「腎性腦神經衰弱症」，中醫稱肝腎兩虧之症，可治癒，不必憂愁，治療以滋肝益腎為主，方藥可用：

　　天麻五錢　菊花五錢　首烏五錢

　　山茱萸五錢　枸杞五錢　菟絲五錢

　　酸棗仁五錢　女貞子五錢　楮實子五錢

　　黃柏二錢　巴戟五錢　龍骨二兩

服二、三十服即可。

Q 男性，六十餘歲，有習慣性便秘，三、四天大便一次，便如羊糞，經常頭暈，睡不著，偶爾有噁心欲嘔的現象，此為何症？如何治療？

A 此症可稱為「便秘性腦神經衰弱症」，習慣性便秘一症，中醫稱「脾約」，由於津液虧耗，腸腔缺乏充分血液，蠕動力弱，如溝渠缺水，汙穢之物不能通暢排洩，濁氣上薰腦戶，腦神經缺乏新鮮血液與氧氣的濡養，導致此病。治療以潤腸通便為主，方藥用：

　　當歸五錢　肉蓯蓉五錢　黃耆五錢　秦艽三錢

　　胡麻仁七錢　火麻仁七錢　黑芝麻七錢　黑豆一兩

　　熟地五錢　郁李仁一錢半　檳榔二錢　甘草一錢

服二、三十服，俟大便恢復正常後，可二、三天服一服，以臻完善。

Q 女性，二十七歲，大學生時期與男友感情破裂，曾一度想不開割脈自殺，服過量安眠藥獲救。一直鬱悶不樂，自覺頭暈、頭痛、胸悶、喜怒無常，自不能自抑，時哭時笑，時而失眠，一人喃喃自語，月經規律失常。此為何症？如何治療？

A 此症可稱爲「憂鬱之腦神經衰弱症」，若治療不當，可能導致爲精神病患，中醫稱爲「單相思」、「臟燥」，治療以調經、解憂、寧神、安腦爲主，方藥用以下爲引：

柴胡一錢半　川芎三錢　當歸五錢　梔子二錢
黃連一錢半　郁金二錢　靈芝五錢　龍齒一兩
丹皮一錢半　合歡花五錢　萱草五錢　薄荷七錢（後下）
百合五錢　燈蕊三錢　淡竹葉五錢　半夏一兩
甘草一錢　薑五片　棗二兩

Q 男性，五十六歲，患糖尿病十餘年，近二年，常覺頭昏、腦脹、心慌、四肢麻痺不靈活、睡眠時間晝夜倒置、記憶力減弱、性無能，是否屬腦神經衰弱症？如何治療？

A 在臨床上這類患者甚多，我把此症稱爲「糖尿病引發之腦神經衰弱症」，治療比較複雜，需配合糖尿病之治療，注意血糖、血壓的情形。治療以補氣活血、清血糖爲主求，方可用：

　　葛根五錢　　麻黃一錢半　　川芎三錢　　當歸五錢

　　生地五錢　　黃連、靈芝五錢　　丹參三錢

　　藏紅花五分　　川七錢半　　天山雪蓮花五錢

　　粟米鬚二兩　　淮山七錢　　白頭翁五錢

　　土芭樂五錢　　冬蟲夏草一錢半（研末沖）

　　粉光參三錢　　黃耆二兩　　天花粉五錢

　　要長期服用，要有耐心，最好不要吃澱粉類食物，長期以粉冬瓜煮蛤蜊湯代飯，一年以上自能康復。

中西醫會診系列

中西醫會診─支氣管炎
高育瑤／上海醫科大學附屬中山醫院肺科主任

邵長榮／上海中醫藥大學附屬龍華醫院主任

中西醫會診─氣喘
王家弘／台北榮民總醫院呼吸治療科主任

何紹彰／龍潭安聲中醫診所院長

中西醫會診─肺癌
高育瑤／上海醫科大學附屬中山醫院肺科主任

邵長榮／上海中醫藥大學附屬龍華醫院主任

中西醫會診─糖尿病
向紅丁／中國協和醫科大學教授、北京協和醫院內分泌科主任

中西醫會診─痛風
廖桂聲／桃園廖桂聲中醫診所院長

李信興／振興復健醫學中心過敏免疫風濕科主任

中西醫會診─高血壓
黃建銘／振興復健醫學中心心臟內科功能室主任

陳建平／前萬芳醫院中醫科主任

中西醫會診─冠心病

戴瑞鴻／上海醫科大學附屬華山醫院心內科教授

中西醫會診─貧血

丁訓傑／上海醫科大學附屬金山醫院院長、上海醫科大學附屬華山醫院
內科學教授

中西醫會診─蕁麻疹

王俠生／上海醫科大學附屬華山醫院皮膚科教授

羅東輝／上海華東醫院皮膚科主治醫師

中西醫會診─青春痘

吳敏綺／綺顏診所院長

邱琬婷／國泰醫院汐止分院皮膚科主任

徐自菱／徐自菱皮膚科診所院長

林文勝／萬芳醫院中醫科主治醫師

中西醫會診─皮膚癬

江致德／宏恩醫院皮膚科主任、長庚醫院皮膚科主治醫師、江致德皮膚
科診所院長

林文勝／萬芳醫院中醫科主治醫師

中西醫會診─失眠症

江漢光／書田泌尿科眼科診所精神科主任

李政育 / 育生中醫診所院長

中西醫會診—憂鬱症

陳志根 / 長庚醫院精神科副教授兼基隆院區主任

江原麟 / 台北與基隆長庚醫院精神科主治醫師

林文勝 / 萬芳醫院中醫科主治醫師

中西醫會診—腎炎

鐘文冠 / 中醫內科醫學會暨台灣透析協會理事長

中西醫會診—腎衰竭

蔡信宏 / 振興復健醫學中心腎臟科主任

陳建平 / 前萬芳醫院中醫科主任

中西醫會診—尿路結石

江仰仁 / 長庚醫院林口分院一般及移植泌尿科主任

賴正均 / 新店榮星中醫診所中西醫師

中西醫會診—尿失禁

周建中 / 長庚醫院泌尿外科主治醫師

陳勇利 / 臻品中醫診所院長

中西醫會診—胃·十二指腸潰瘍

張挽華 / 北京醫科大學第三臨床醫院外科主任

袁　碩 / 北京醫科大學第三臨床醫院中醫針灸科主任

中西醫會診―便秘・下痢

徐三榮 / 上海醫科大學附屬華山醫院消化內科副主任

陳響中 / 上海醫科大學附屬華山醫院副教授

中西醫會診―大腸癌

陳維熊 / 陽明大學外科學科主任暨教授

魏承生 / 復旦大學醫學院附屬華山醫院中醫科主任醫師

中西醫會診―痔瘡

王德昭 / 上海醫科大學附屬華山醫院外科教授

鄧學稼 / 上海醫科大學附屬華山醫院外賓病房中醫顧問

中西醫會診―肝炎

譚健民 / 宏恩醫院家庭醫學科暨胃腸肝膽胰科主任

廖桂聲 / 桃園廖桂聲中醫診所院長

中西醫會診―肝硬化

譚健民 / 宏恩醫院家庭醫學科暨胃腸肝膽胰科主任

黃碧松 / 醫道堂黃中醫診所院長

中西醫會診―肝癌

張挽華 / 北京醫科大學第三臨床醫院外科主任

袁　碩 / 北京醫科大學第三臨床醫院中醫針灸科主任

中西醫會診—膽結石

　　王瑞娟／上海醫科大學附屬金山醫院內科主任

　　張　寬／上海醫科大學附屬金山醫院中醫科主治醫師

中西醫會診—月經失調

　　俞　瑾／上海醫科大學婦產科醫院教授、上海醫科大學中西醫結合研究
　　　　　　所婦科研究室主任

中西醫會診—子宮內膜異位症

　　鄭丞傑／台北醫學大學附設醫院婦癌科主任

　　曹玲仙／復旦大學醫學院附屬婦產科醫院中西醫結合科顧問

中西醫會診—女性不孕症

　　俞　瑾／上海醫科大學婦產科醫院教授、上海醫科大學中西醫結合研究
　　　　　　所婦科研究室主任

中西醫會診—女性生殖系統腫瘤

　　歸綏琪／上海醫科大學婦產科醫院教授

中西醫會診—女性生殖系統炎症

　　錢來娣／上海醫科大學婦產科醫院副教授

中西醫會診—前列腺疾病

　　張永康／上海醫科大學附屬中山醫院泌尿外科主任

　　林宗明／上海醫科大學附屬中山醫院泌尿外科副教授

許　明／上海醫科大學附屬中山醫院泌尿外科主治醫師

中西醫會診—性功能障礙

江漢聲／台北醫學大學附設醫院泌尿科主任

李家雄／李家雄中醫診所院長

中西醫會診—子宮頸癌

林政道／林口長庚醫院婦產暨婦癌科主治醫師

吳宜鴻／林口長庚醫院中醫內科主治醫師

中西醫會診—乳癌

樊　聖／行政院衛生署豐原醫院血液腫瘤科主任

李政育／育生中醫診所院長

中西醫會診—牙周病

張閩臣／榮祥牙醫診所負責醫師

賴正均／新店榮星中醫診所中西醫師

中西醫會診—齲齒

張閩臣／榮祥牙醫診所負責醫師

賴正均／新店榮星中醫診所中西醫師

中西醫會診—腦中風

張正廣／中國醫藥學大學醫學系教授、秀傳醫院中西整合醫學中心主任

中西醫會診—頭痛

邱浩彰 / 新光醫院神經科主任

賴正均 / 新店榮星中醫診所中西醫師

中西醫會診—老年失智症

邱浩彰 / 新光醫院神經科主任

徐榮隆 / 新光醫院神經科主治醫師

林文勝 / 萬芳醫院中醫科主治醫師

中西醫會診—癲癇

楊桂雄 / 楊桂雄中醫診所院長

林欣榮 / 中國醫藥大學附設醫院神經精神醫學中心副院長

中西醫會診—腦神經衰弱

謝瀛華 / 台北醫學大學萬芳醫學中心副院長

楊桂雄 / 楊桂雄中醫診所院長

中西醫會診—骨質疏鬆症

林款帶 / 長庚醫院新陳代謝科主治醫師、林款帶內兒科診所院長

黃碧松 / 醫道堂黃中醫診所院長

中西醫會診—腰酸背痛

陳子勇 / 長庚醫院神經外科主治醫師

李政育 / 育生中醫診所院長

中西醫會診—運動傷害

藍智騰／竹北第一外科聯合診所院長

陳振能／竹北第一骨科聯合診所院長

何紹彰／龍潭安聲中醫診所院長

中西醫會診—鼻炎

葉秉文／長庚兒童醫院耳鼻喉科主治醫師

林文勝／萬芳醫院中醫科主治醫師

中西醫會診—扁桃腺炎

高蔭藻／第四軍醫大學耳鼻咽喉科教授、陝西省人民醫院耳鼻咽喉科主

　　　　任

中西醫會診—尿毒症

鐘文冠／中醫內科醫學會暨台灣透析協會理事長

國家圖書館出版品預行編目資料

中西醫會診：腦神經衰弱 / 謝瀛華,
楊桂雄著.--二版--.--臺北市：書泉,2010.01
　　面；　公分
含參考書目
ISBN 978-986-121-545-7（平裝）
1.神經衰弱　2.中西醫整合
415.94　　　　　　　　　　98020633

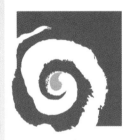

3EN8

中西醫會診—腦神經衰弱

作　　者 / 謝瀛華、楊桂雄

發 行 人 / 楊榮川

總 編 輯 / 龐君豪

叢書主編 / 王俐文

責任編輯 / 楊素萍

封面設計 / 羅秀玉

出 版 者 / 書泉出版社

地　　址 / 106臺北市大安區和平東路二段339號4樓

電　　話 / (02)2705-5066　傳　真：(02)2706-6100

網　　址 / http://www.wunan.com.tw

電子郵件 / wunan@wunan.com.tw

劃撥帳號 / 01303853

戶　　名 / 書泉出版社

總 經 銷 / 聯寶國際文化事業有限公司

電　　話 / (02)2695-4083

地　　址 / 221臺北縣汐止市康寧街169巷27號8樓

法律顧問 / 元貞聯合法律事務所　張澤平律師

出版日期 / 2010年1月二版一刷

定　　價 / 新臺幣230元